Gesund mit Maria Treben · Herz- & Kreislaufkrankheiten

Gesund mit Maria Treben

Herz- und Kreislaufkrankheiten

Vorbeugen – erkennen – heilen

ENNSTHALER VERLAG STEYR

Die in diesem Buch angeführten Vorstellungen, Vorschläge und Therapie-
methoden sind nicht als Ersatz für eine professionelle medizinische
Behandlung gedacht. Jede Anwendung der in diesem Buch angeführten
Ratschläge geschieht nach alleinigem Gutdünken des Lesers.
Autorin, Verlag, Berater, Vertreiber, Händler und alle anderen Personen, die
mit diesem Buch in Zusammenhang stehen, übernehmen keine Haftung für
eventuelle Folgen, die direkt oder indirekt aus den in diesem Buch gegebenen
Informationen resultieren oder resultieren sollten.
Es wird darauf hingewiesen, dass alle Angaben trotz sorgfältiger Bearbeitung
ohne Gewähr erfolgen und eine Haftung des Verlags ausgeschlossen ist.

www.ennsthaler.at

1. Auflage 2008

ISBN 978-3-85068-812-3

Neuherausgabe der Erstauflage 1994,
vom Verlag wesentlich erweitert und überarbeitet.
(Ursprüngliche ISBN: 978-3-85068-417-0)

Inhalt

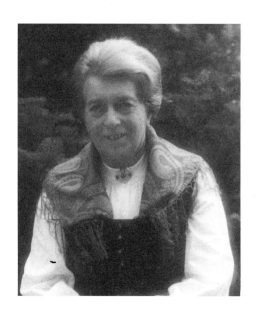

„Man muss nicht erst krank sein, um den Weg in die Natur zu finden. Denn Bewegung gehört einfach zu einer vernünftigen Lebensführung, ist ein vortreffliches Abhärtungsmittel und ein gutes Training für den ganzen Körper. Und bei einem Spaziergang bekommt man auch den Kopf frei von all den kleinen und großen Ärgernissen des Alltags."

Vorwort

Liebe Leser,

vor Ihnen liegt ein Buch der Reihe „Gesund mit Maria Treben"
über Herz- und Kreislaufkrankheiten. Neben Tipps zur Heilkräu-
teranwendung bei Krankheiten gibt es darin auch Tipps zur Vorbeugung von Krankheiten, Wissenswertes über Heilkräuter und
Hausmittel sowie ein Heilkräuterverzeichnis. Im Hauptteil finden
Sie die jeweiligen Erkrankungen in alphabetischer Reihenfolge angeführt. Damit ist es Ihnen leicht möglich, die gewünschte Stelle
rasch aufzufinden. Jeweils im Anschluss sind die bisher wichtigsten Heilerfolge bei Herz- und Kreislaufkrankheiten beschrieben.

   Grundlage dieses Buches ist das von Maria Treben über viele
Jahre hinweg publizierte Wissen über Heilkräuter. Es ist schon
viele Jahre her, dass sie das Buch „Gesundheit aus der Apotheke
Gottes" geschrieben hat. Bis zum heutigen Tage wurden mehr
als acht Millionen Exemplare dieses Buches verkauft, das in viele
Fremdsprachen übersetzt wurde und Maria Treben zu einer welt-
weit anerkannten Heilkräuter-Expertin machte. An dieser Stelle
sei besonders auf die in diesem Buch befindliche Kurzbiographie
hingewiesen.

   **Beachten Sie jedoch, dass es bei Vorhandensein von Krank-
heitssymptomen unerlässlich ist, einen Arzt rechtzeitig aufzu-**

suchen und zur Erstellung einer Diagnose zu Rate zu ziehen. Ohne ärztliche Diagnose würden Sie Ihre Gesundheit unnötig gefährden. Ziehen Sie Ihren Arzt ins Vertrauen, wenn Sie auf Heilkräuter zurückgreifen. Es gibt bereits viele Ärzte, die die Heilkraft der Kräuter nutzbringend anzuwenden wissen. Die Autoren waren bemüht, alle gesammelten Erfahrungen über Herz- und Kreislaufkrankheiten niederzuschreiben. Über viele andere wichtige Bereiche erscheinen ebenfalls Bücher dieser Reihe, die Ihnen sicher hilfreiche Nachschlagewerke sein werden. Erzielen Sie mit den vorgeschlagenen Behandlungsmethoden Heilerfolge, würden wir uns freuen, wenn Sie uns davon brieflich verständigen würden, da in neuen Auflagen dieses Werkes Ergänzungen erfolgen und somit vielen Menschen Mut zugesprochen werden kann.

„So bin ich bestrebt, die Menschen nicht nur auf Heilkräuter und ihre Kräfte hinzuweisen, sondern vor allem auf die Allmacht des Schöpfers, in dessen Händen unser Leben geborgen liegt und der es annimmt. Bei ihm suchen wir Hilfe und Trost, in schwerer Krankheit demütig und andächtig Kräuter aus seiner Apotheke. An ihm liegt es, uns zu führen und zu beschenken und unser Leben zu lenken nach seinem Willen! " *(Maria Treben)*

I.

Wissenswertes über Heilkräuter

Bestimmung der Heilkräuter

Wenn Sie sich auf die Suche nach den Heilkräutern aus dem Garten Gottes begeben, erweisen Sie Ihrer Gesundheit bereits einen großen Dienst. Denn Sie bewegen sich, abseits von Ballungszentren und dicht befahrenen Straßen, in der freien Natur. Mit der Zeit werden Sie feststellen, wie wohltuend Ihr Körper dies empfindet und wie stark sein Verlangen nach diesen ausgedehnten Spaziergängen ist. Wer sich ganz neu mit Heilkräutern beschäftigt, sollte sich zunächst auf die Erforschung der Natur beschränken. Suchen Sie an den beschriebenen Stellen nach den Heilpflanzen, bestimmen Sie die Pflanzen und lernen Sie auf diese Weise Ihre nähere Umgebung kennen. Wer sich auf sein eigenes Urteilsvermögen nicht verlassen will, sollte an Kräuterwanderungen unter fachkundiger Leitung teilnehmen, um seine praktischen Erfahrungen zu sammeln. Dabei geht es nicht so sehr um eine Gefährdung der eigenen Gesundheit als um den Schutz der Natur. Viele Heilpflanzen stehen unter Naturschutz[*], manche Kräuter, den heilsamen zum Verwechseln ähnlich, sind nutzlos und sollten nicht grundlos gepflückt werden. Erst wenn

---

[*] Beachten Sie die jeweiligen Naturschutzbestimmungen.

Sie die nötige Sicherheit in der Bestimmung der Pflanzen besitzen, sollten Sie zum Sammeln aufbrechen.

Sammeln der Heilkräuter

Frische Kräuter, deren Heilkraft die von getrockneten übersteigt, findet man von Ende Februar bis Ende November. Während eines milden Winters findet man sogar Spitz- und Breitwegerich, Labkraut und Schöllkraut. Nach Möglichkeit sollte man die Kräuter an einem sonnigen Tag pflücken, weil die Heilkraft der Pflanze dann am größten ist. Achten Sie außerdem darauf, dass die Pflanzen an wenig verschmutzten Stellen und abseits von verkehrsreichen Straßen und Industrieanlagen gewachsen sind. Die Pflanzen werden mindestens zwei Finger breit über dem Boden abgeschnitten und nicht mit den Wurzeln herausgerissen! Am besten eignet sich zum Sammeln ein Weidenkorb oder eine Papiertasche. Ungeeignet sind Plastiktaschen. Und noch eine Bitte: Halten Sie beim Sammeln maß!

Beachten Sie, dass in Naturschutzgebieten das Pflücken und Sammeln von Blumen und Kräutern verboten ist, um diese besonders schönen und schutzwürdigen Plätze zu erhalten. Sie sollten sich unbedingt an das Verbot halten!

Aufbewahrung der Kräuter

Soweit möglich, verwendet man die Kräuter frisch. Aus dem mit Maß gesammelten Überschuss legt man einen Vorrat an. Die Kräuter werden klein geschnitten und möglichst ungewaschen getrocknet. Dazu legt man die Kräuter auf saubere Tücher oder Packpapier und lässt sie an einer schattigen, luftigen Stelle trocknen. Sind die Kräuter strohtrocken, füllt man sie in Pappkartons, Papiertüten oder dunkle Gläser. Blechdosen, Plastikbehälter und

-tüten sind ungeeignet. Für die Teezubereitung eignen sich getrocknete Kräuter ein ganzes Jahr. Restbestände, die länger als ein Jahr lagern, eignen sich auf alle Fälle noch für Kräuterbäder. Wichtiger Hinweis: Sollten die Rezepte, Tees, Essenzen und Bäder keine Wirkung zeigen, müsste man einen Pendler oder Rutengänger zuziehen, der die Wohnung und den Arbeitsplatz nach geopathischen Feldern absucht. Mit seiner Hilfe können strahlungsfreie Stellen gefunden werden, auf die man z. B. Bett oder Schreibtisch stellt, um den Patienten dieser Strahlung nicht länger auszusetzen.

Gebrauch und Zusammenstellung von Kräutern

Bei Teemischungen brauchen Sie sich keinen Einschränkungen zu unterwerfen, selbst wenn die verwendeten Kräuter die unterschiedlichsten Krankheiten bekämpfen sollten. Die Heilkräuter stehen nicht in Konkurrenz zueinander, können sich also in ihrer Wirkung auch nicht gegenseitig aufheben, wenn sie gleichzeitig eingenommen werden. Auch die vorgeschlagenen Teemengen sind völlig unbedenklich, denn die Niere benötigt pro Tag ca. zwei Liter Flüssigkeit. Deshalb aber jetzt Kräutertees in rauen Mengen zu trinken, wäre das andere zu vermeidende Extrem. Heilkräuter wollen mit Maß angewendet werden. Mengenmäßig mehr Kräuter im Tee, im Voll- oder Sitzbad bringen nicht mehr Heilung. Viel wichtiger ist die Änderung der gefühlsmäßigen Einstellung auf die Heilwirkung unserer Kräuter. Beschäftigen Sie sich mehr mit Ihrem Körper, horchen Sie in sich hinein, öffnen Sie sich der Heilwirkung, anstatt sich seelisch und geistig völlig von der Krankheit beherrschen zu lassen. Ihre innere, gefühlsmäßige Haltung ist genauso wichtig für den Heilerfolg wie die richtige Dosierung und Anwendung der Heilkräuter.

Die Gewichtsangaben bei den Rezepten beziehen sich stets auf getrocknete Kräuter, die Sie in Apotheken, Heilkräutergeschäften und Reformhäusern kaufen können. Wer sich die Mühe macht, frische Heilkräuter zu sammeln – deren Heilkraft die von getrockneten Kräutern übertrifft – nimmt anstatt des als Dosierung angegebenen Teelöffels so viele frische Kräuter, wie die Finger einer Hand fassen können. Dabei spielt es keine Rolle, ob eine größere Hand ein paar Blätter mehr greift. Viel wichtiger ist ein genaues Befolgen der Zubereitungshinweise. Beim Teebrühen niemals die Kräuter aufkochen, weil dabei alle Wirkstoffe vernichtet werden können. Im Anschluss an ein Voll- oder Sitzbad gehört das Nachschwitzen unbedingt zur Gewährleistung des angestrebten Heilerfolgs.

II.

Heilkräuter und Hausmittel

Bärlauch

Die blutreinigende Wirkung des Bärlauchs und seine reinigende Wirkung auf unser Magen- und Darmsystem sollte man im Frühjahr zu einer Entschlackungskur nutzen. Im April und Mai, bevor der Bärlauch zu blühen beginnt, sammelt man seine frischen, grünen Blätter und verzehrt sie roh. Gewaschen und klein geschnitten streut man Bärlauch über alle Speisen, die man mit frischem Grün verfeinert und dekoriert. Mit Bärlauchblättern kann man auch einen Salat zubereiten oder Spinat kochen.

Brennnessel

Die vielfach unterschätzte Brennnessel zählt zu den wichtigsten Heilpflanzen aus dem Garten Gottes. Ihre blutbildende und blutreinigende Heilkraft sollte man sich ebenfalls alljährlich mit einer Frühjahrskur zunutze machen. Im Frühjahr sammelt man die jungen Triebe und beginnt eine vierwöchige Teekur. Man trinkt morgens auf nüchternen Magen schluckweise eine Tasse Tee und weitere zwei Tassen über den restlichen Tag verteilt. Dabei kommt ein gehäufter Teelöffel Brennnesseln auf eine Tasse, mit heißem Wasser abbrühen, eine halbe Minute ziehen lassen, abseihen und schluckweise trinken.

Diese Frühjahrskur kann man im Herbst noch einmal wiederholen, wenn die jungen Triebe der Brennnessel erneut herausgekommen sind. Als vorbeugende Maßnahme trinkt man das ganze Jahr über täglich eine Tasse Brennnessel-Tee. Dazu legt man sich im Frühjahr und im Herbst einen entsprechend großen Vorrat an getrockneten Brennnesseln an.

Löwenzahn

Wenn der Löwenzahn in Blüte steht, sollte man eine 2-Wochen-Kur mit frischen Löwenzahnstängeln machen. Man sammelt täglich 10 Stängel samt Blüte, wäscht sie, entfernt den Blütenkopf und zerkaut die rohen Stängel langsam im Mund. Abgespannte und müde Menschen werden während der Kur eine rasche Belebung der Lebensgeister feststellen.

Mistel

Die Mistel hat ihre größte Bedeutung als Heilpflanze durch ihre blutdruckregulierenden und kreislauffördernden Eigenschaften. Ich rate jedermann zu einer alljährlichen sechswöchigen Mistel-Teekur. Drei Wochen lang trinkt man täglich drei Tassen, zwei Wochen lang zwei Tassen und in der letzten Woche reduziert man den Konsum auf eine Tasse Mistel-Tee pro Tag. Nach dieser Kur haben sich Blutdruck und Kreislauf wieder normalisiert.

Zwölf Stunden weicht man einen gehäuften Teelöffel Mistel pro Tasse in kaltem Wasser ein. Anschließend wird der Kaltansatz angewärmt und abgeseiht. Praktischerweise füllt man die Tagesration Mistel-Tee in eine angewärmte Thermoskanne, ansonsten muss man den ausgekühlten Tee vor dem Trinken in einem heißen Wasserbad erwärmen. Wer Blutdruck und Kreislauf mithilfe der Mistel fördern will, sollte das ganze Jahr über täglich eine Tasse Mistel-Tee konstant weitertrinken.

Spitzwegerich

Ein aus frischen Spitzwegerichblättern hergestellter Sirup wirkt blutreinigend und sollte täglich vor jeder Mahlzeit eingenommen werden. Erwachsene nehmen einen Esslöffel, Kinder einen Teelöffel.

Es gibt zwei Rezepte zur Herstellung des Spitzwegerich-Sirups:
1. Man dreht vier gehäufte Handvoll frisch gewaschene Spitzwegerichblätter durch den Fleischwolf. Diesen Blätterbrei streckt man mit einem Schuss Wasser, damit er etwas dünnflüssiger wird, gibt 250 g Bienenhonig und 300 g Rohzucker dazu. Auf kleiner Flamme, unter ständigem Rühren, erwärmt man diese Mischung bis kurz vor dem Kochen. Haben sich Blätter, Honig und Zucker zu einer dickflüssigen Masse verbunden, füllt man sie heiß in saubere Gläser und stellt den Sirup in den Kühlschrank.
2. Man füllt eine Lage frisch gepflückter und gewaschener Spitzwegerichblätter in ein geeignetes Ton- oder Glasgefäß, darüber eine Lage Rohzucker, wieder eine Lage Blätter, bis das Gefäß voll ist, lässt die Schichten sich setzen und füllt nach. Ist das Gefäß gefüllt, wird es mit mehreren Frischhaltefolien luftdicht verschlossen und an einer geschützten Stelle im Garten vergraben. Vor dem Zuschaufeln des Lochs wird das Gefäß mit einem Holzbrett abgedeckt. In der gleichmäßigen Erdwärme beginnt die Zucker-Spitzwegerich-Mischung zu gären. Nach acht Wochen gräbt man das Gefäß aus, kocht den entstandenen Sirup auf und füllt ihn abgekühlt in Flaschen.

Thymian

Täglich morgens eine Tasse Thymian-Tee als Kaffee-Ersatz wirkt wahre Wunder. Man fühlt sich frisch, strapaziert seinen Magen nicht, der oft lästige Husten am Morgen verschwindet, kurzum man fühlt sich fit für den ganzen Tag. Einen gehäuften Teelöffel Thymian-Tee pro Tasse mit heißem Wasser abbrühen, eine halbe Minute ziehen lassen, abseihen und schluckweise trinken.

Zinnkraut

Jeder Mensch, der die Vierzig überschritten hat, sollte täglich eine Tasse Zinnkraut-Tee trinken. Auf diese Weise schützt man sich vor Gicht und Rheuma, Abnützungserscheinungen, die mit dem Älterwerden einhergehen. Einen gehäuften Teelöffel Zinnkraut pro Tasse mit heißem Wasser abbrühen, eine halbe Minute ziehen lassen, abseihen und schluckweise eine Tasse pro Tee trinken.

Kleiner Schwedenbitter

Als Vorsorgemaßnahme gegen Schmerzen und Erkrankungen jeglicher Art nimmt man täglich morgens und abends einen Teelöffel Kleinen Schwedenbitter mit etwas Wasser oder Tee verdünnt zu sich. Der Kleine Schwedenbitter ist ein wahres Lebenselixier, ein unentbehrlicher Beschützer unserer Gesundheit, der in keiner Hausapotheke fehlen sollte. Das Rezept wurde von dem bekannten schwedischen Arzt Dr. Samst überliefert, dessen ganze Familie dank der Schwedenkräuter ein hohes Lebensalter erreichte.

Die Kräutermischung besteht aus:

10 g Aloe[*]	10 g Rhabarberwurzel
10 g Angelikawurzel	0,2 g Safran
5 g Eberwurzwurzel	10 g Sennesblätter
10 g Manna	10 g Theriak venezian
5 g Myrrhe	10 g Zitwerwurzel
10 g Natur-Kampfer[**]	

[*] Statt Aloe kann auch Enzianwurzel oder Wermutpulver verwendet werden.
[**] Bei Kampfer darf nur Natur-Kampfer genommen werden.

Diese Kräuter füllt man in eine Flasche und übergießt sie mit 1,5 Liter 38–40%igem Kornbranntwein. Unter täglichem Schütteln bleibt der Aufguss mindestens 14 Tage in der Wärme stehen. Für den täglichen Gebrauch seiht man kleinere Mengen in geeignete Behälter ab, die kühl aufbewahrt werden sollten. Mit fortschreitender Lagerung reift die Heilkraft des Kleinen Schwedenbitters. Laut Maria Treben stammt dieses Rezept von Paracelsus, der mit seinem berühmten „Elixier" so viele Schwerkranke heilte.

ANWENDUNGSARTEN

INNERLICH: Prophylaktisch nimmt man morgens und abends je einen Teelöffel verdünnt ein. Bei Unpässlichkeiten jeder Art können 3 Teelöffel verdünnt genommen werden. Bei bösartigen Erkrankungen sind 2 bis 3 Esslöffel täglich wie folgt einzunehmen: Je 1 Esslöffel trinkt man verdünnt mit 1/8 Liter Kräutertee verteilt auf eine halbe Stunde vor und eine halbe Stunde nach jeder Mahlzeit.

SCHWEDENKRÄUTER-UMSCHLAG: Je nach Stelle nimmt man ein kleineres oder größeres Stück Watte oder Zellstoff, befeuchtet es mit Schwedenbitter und legt es auf die zu behandelnde Stelle, die man vorher mit Ringelblumensalbe eingerieben hat. Darüber kommt eine etwas größere Plastikhaut, damit die Wäsche nicht fleckig wird. Dann erst bindet man ein Tuch darüber oder umwickelt es mit einer Binde.

Den Umschlag lässt man je nach Erkrankung zwei bis vier Stunden einwirken. Wenn es der Patient verträgt, kann man den Umschlag auch über Nacht lassen. Nach Abnehmen des Umschlags pudert man die Haut ein. Sollten sich bei empfindlichen Personen trotzdem Hautreizungen einstellen, muss man die Umschläge kürzer anwenden oder eine Zeit lang ganz aussetzen. Personen, die allergisch sind, sollten die Plastikhaut weglassen und nur ein Tuch darüberbinden. Auf keinen Fall darf man das Einfetten der Haut vergessen! Sollte schon ein juckender Ausschlag aufgetreten sein, mit Ringelblumensalbe behandeln.

Frühlings-Tee

Wegen seiner blutreinigenden Wirkung empfehle ich im Frühjahr über einen längeren Zeitraum, solange die beschriebenen Kräuter frisch gepflückt werden können, folgenden Frühlings-Tee: Man mischt 15 g Brennnesselblätter, 50 g junge Knospen vom Holunder, 15 g Löwenzahnwurzeln und 50 g Schlüsselblumenblüten. Einen gehäuften Teelöffel der oben beschriebenen Kräutermischung pro Tasse mit heißem Wasser abbrühen, drei Minuten ziehen lassen, abseihen und schluckweise zwei Tassen am Tag trinken. Empfindliche Gaumen können den Tee mit etwas Honig süßen.

Jahres-Misch-Tee

Mit Beginn des Frühjahrs sollte man in die Natur hinausgehen und mit dem Sammeln von Kräutern beginnen. Den Anfang machen die ersten Blüten des Huflattichs, Schlusslicht sind die Rosenblätter, die man im Herbst sammelt. Die nachfolgenden

Kräuter werden in der aufgezeigten Reihenfolge gesammelt und getrocknet und bilden im Herbst einen gesundheitsfördernden Misch-Tee, von dem man täglich eine Tasse zum Abendessen trinkt. Einen gehäuften Teelöffel der Mischung auf eine Tasse, mit heißem Wasser abbrühen, eine halbe Minute ziehen lassen und schluckweise trinken. Die Mischung besteht zu gleichen Teilen aus:

Huflattichblüten, später Huflattichblättern
Schlüsselblumenköpfen
Veilchenblättern und -blüten
Lungenkrautköpfen
Sauerkleeblüten
Gundelrebenblütenköpfen (davon nur wenige zum Würzen)
Brennnesseltrieben
Frauenmantelblättern und -blüten
Blättern, Blüten und Stängeln des Ehrenpreis
Erdbeerblättern
Brombeertrieben
Himbeertrieben
Holunderknospen, später Holunderblüten
Gänseblümchen
Lindenblüten, nach Möglichkeit in der Sonne gepflückt
Kamille, möglichst in der Sonne gepflückt
Wiesengeißbartblüten
Ringelblumenblüten
Waldmeisterblättern, -blüten und -stängeln
Thymianblättern, -blüten und -stängeln
Melisseblättern, -blüten und -stängeln
Pfefferminzblättern, -blüten und -stängeln
Schafgarbe, nach Möglichkeit in der Sonne gepflückt und nur
  halb so viel von der Menge der übrigen Blätter
Königskerzenblüten, nach Möglichkeit in der Sonne gepflückt
Johanniskrautblüten, nach Möglichkeit in der Sonne gepflückt

Majoranblättern und -blüten (Wilder Majoran oder Dost)
Kleinblütigem Weidenröschen, davon Blätter, Blüten und Stängel
Fichtenspitzen
Labkrautblättern, -blüten und -stängeln
Rosenblätter, alle Farben, doch nur verwenden, wenn die Rosen
    biologisch gedüngt wurden.

Schlankheits-Tee

Zur Regulierung des Stoffwechsels. Ein Tee, der das Gewicht
normalisiert, das Wohlbefinden steigert, gesund, schlank und
jugendlich erhält. Er regt die Organe, insbesondere die Drüsen
zu erhöhter Tätigkeit an, fördert die Fettverbrennung, steigert
die Wasserausfuhr und beschleunigt die Verdauung. Er wirkt regulierend auf den gesamten Stoffwechsel und führt damit eine
Normalisierung des Körpergewichtes herbei. Es ist ein Tee für
alle jene, die zu Fettansatz neigen und schlanker werden wollen.

Man benötigt folgende Kräuter:

15 g Faulbaumrinde	10 g Hagebutten
15 g Tang	8 g Malvenblätter
10 g Brombeerkrautblätter	15 g Himbeerkrautblätter
10 g Heidekraut	7 g Brennnesselblätter
3 g Johanniskraut	2 g Schafgarbenblüten

ZUBEREITUNG: Die Kräuter müssen gut miteinander vermischt
werden. Für eine Tasse einen gehäuften Teelöffel mit kochendem
Wasser überbrühen, eine halbe Minute ziehen lassen, abseihen
und langsam schluckweise trinken. Man beginnt mit einer Tasse
täglich, steigert bis auf drei Tassen, führt dies sechs Wochen lang
durch und geht allmählich auf eine Tasse zurück. Der Tee kann
auch nach Beendigung der Kur zur Erhaltung des Normalge-
wichtes, eine Tasse pro Tag, getrunken werden. Zur Erhöhung

der Wirkung nimmt man ein- bis zweimal wöchentlich ein warmes Vollbad und massiert den Körper gründlich durch.

Fasten

Es ist eine gute Sache, einmal in der Woche zu fasten. Fasten heißt in diesem Zusammenhang nicht hungern, sondern die Essensration bis zur Hälfte herabsetzen. Zum Frühstück beginnt man mit einem Müsli, in das außer Haferflocken, Weizenschrot, Rosinen, etwas Milch und Honig, auch ein Apfel hineingerieben wird. Das Mittagessen soll geringer, wenn möglich zur Hälfte geringer ausfallen als an normalen Tagen. Man schließt den Fastentag abends mit einem butterlosen Brot und einem Apfel ab. Sollten an einem solchen Tag Hungergefühle auftreten, wird ein Kräutertee – schluckweise getrunken – eingesetzt. Er besteht zu gleichen Teilen aus Labkraut, Ringelblumen, Schafgarbe und Melisse. Die Kräuter gut durchmischen. Ein gehäufter Teelöffel pro Tasse, mit heißem Wasser abbrühen, eine halbe Minute ziehen lassen, abseihen und schluckweise trinken.

So ein Fastentag ist jedem gesunden Menschen zuträglich, man fühlt sich wohl, frei und beschwingter. Dieser Fastentag soll jedoch nur bei einem leichteren Tagespensum eingesetzt werden.

Hausmittel

* Reines Leinen als Kopfkissen-Überzug ist der Gesundheit besonders zuträglich. Es ist kühlend, wirkt wohltuend auf eventuelle Kopfschmerzen ein und bringt einen ruhigen Schlaf.

* Ein Esslöffel grüner Brennnessel-Samen wird mit einer Banane zu einem Müsli abgerührt. Das hebt die Vitalität enorm.

- Es gibt einen Jungbrunnen für jedermann: Morgens zeitig aufstehen, um der Arbeit ohne Hast nachzukommen, denn „Morgenstund hat Gold im Mund". Da geht die Arbeit munter und gleichmäßig von der Hand. Man beginnt sein Tagewerk voll innerer Fröhlichkeit, die sich auch der Seele mitteilt. Wer sollte da seinem Leben nicht gewachsen sein, wer sollte dabei nicht jung bleiben?

Mischtee der Familie Treben
wohlschmeckend, bekömmlich, aufbauend

Der Tee wird nicht nach Gramm abgewogen, sondern jeweils vom Frühjahr an bis in den Oktober nach Gefühl dazugegeben. Es wird – am besten auf dem Dachboden des Hauses – ein großes Papier ausgebreitet. Von der Kräutersuche kommend, werden die frischen Kräuter klein geschnitten aufgestreut. Man beginnt mit den ersten Blüten im Frühjahr, so wie unten angeführt. Von den wohlriechenden wird ein wenig mehr genommen, von den herben Heilkräutern etwas weniger. Verhalten Sie sich nach Ihrem Gefühl, Sie werden die richtige Mischung zusammenstellen. Gehen Sie mit innerer Freude an diese Arbeit, lassen Sie den reichen Segen der Natur in Ihr Heim.

Mögliche Zusammensetzung:

Huflattichblüten, Anfang Mai die Blätter
Schlüsselblumen, Blüten und Blätter
Veilchen, wohlriechend, Blüten und Blätter, aber auch andere Veilchen
Lungenkraut, im Volksmund Hänsel und Gretel, Köpfe
Sauerklee, Blüten und Blätter
Gundelrebe, nur wenig davon als Würze, Blüten und Blätter
Brennnessel, die ersten jungen Triebe im Frühjahr

Frauenmantel, Blätter und Blüten, später Blätter
Ehrenpreis, Blüten, Stängel und Blätter
Erdbeerblätter, Brombeer- und Himbeerspitzen
Holunder-Schossen, später Blüten
Gänseblümchen
Lindenblüten
Kamillen, Blüten
Wiesengeißbart, Blüten
Ringelblumen, Blüten und Blätter
Waldmeister, Blüten, Stängel und Blätter
Thymian, Blüten, Stängel und Blätter
Melisse, Blätter und Stängel, Blüte, falls vorhanden
Pfefferminze, Stängel, Blätter, Blüte, falls vorhanden
Schafgarbe, nicht allzu viel
Königskerze, Blüten
Majoran (Wilder, auch Dost genannt), Blüten und Blätter
Kleinblütiges Weidenröschen, Blätter, Stängel und Blüten
Odermennig, Blüten
Labkraut, Blüten, Blätter und Stängel
Goldrute, Blüten
Vogelknöterich, Stängel, Blätter und Blüten
Rosenblätter in allen Farben (biologische Düngung)

III.

Heilkräuterverzeichnis

Eine alphabetische Auflistung der Heilkräuter, mit farbigen Abbildungen und Hinweisen, wo sie wachsen, wie sie aussehen und wann sie ihre größte Heilkraft entwickeln. Dazu einige praktische Anmerkungen zum Sammeln, Trocknen und Aufbewahren der Heilkräuter.

ARNIKA – Der bekannteste deutsche Name für die heilkräftige „Margarite der Berge" ist „Wohlverleih". Man findet diese 20 bis 60 cm hohe Pflanze auf sonnigen Bergwiesen bis auf eine Höhe von 2500 Metern. Sie wächst aber auch in Hochmooren, Heiden und im Mittelgebirge. Die orangegelben Blütenköpfe entfalten sich von Juni bis September und verströmen einen aromatischen Geruch. Richtig dosiert wirkt Arnika belebend bei Herzleistungsschwäche und fördert die Durchblutung von Herz und im Gehirn.* Häufiger angewendet wird die Arnika-Tinktur, die man vor allem aus den Blüten gewinnt. Sie ist das Universalheilmittel für Verletzungen durch Stöße und Stürze. Äußerlich aufgelegt, regeneriert sie das Gewebe und lässt besser als jedes andere Medikament Blutstauungen, blaue Flecken, Quetschungen, Verrenkungen und Verstauchungen verschwinden. Auch tiefe Wunden, Furunkel und (in manchen Fällen) hartnäckige Akne können behandelt werden. Vorsicht jedoch vor der unverdünnten Tinktur: Die Haut kann sich röten und sogar Blasen ziehen!

---

* In Deutschland ist Arnika nur für äußerliche Verwendung zugelassen.

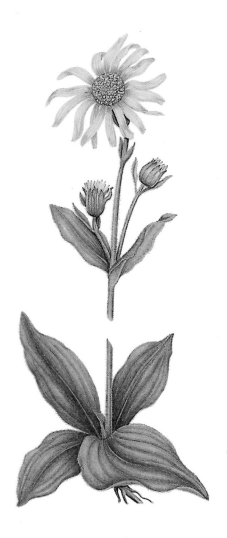

Arnika
Arnica montana

Ernte: Die Blüten sollen vor dem Aufblühen gepflückt werden, Wurzeln zieht man aus. Im Schatten trocknen lassen. In manchen Gegenden steht die Arnika unter Naturschutz.

BÄRLAPP hat im Volksmund viele Namen, von denen nur der Name Darmfraß auf seine Heilwirkung hindeutet. Andere Namen wie Hexenkraut, Erdschwefel und Teufelsklauen lassen allerdings eher an Zauber denken. Die Pflanze kriecht wie eine grüne Schlange am Boden dahin. Sie ist dicht mit kleinen Blättchen besetzt, die in eine haarförmige Spitze auslaufen. Durch reichliche Verzweigung werden manchmal ganze Teppiche ausgebildet. Die Triebe werden bis zu 15 cm hoch und gabeln sich am Ende in Fruchtähren, die die Sporen enthalten. Die Sporen beinhalten etwa zur Hälfte fettes Öl und darüber hinaus geringe Mengen der Alkaloide, die im Kraut der Pflanze enthalten sind. Der Bärlapp ist ab 700 Meter Höhe in hohen und trockenen Nadelwäldern zu finden. Er breitet sich zumeist auf kalkarmen, vorwiegend sandigen Böden, nördlichen Berghängen, Waldhängen und -rändern aus. In der Volksmedizin werden sowohl Sporen als auch Kraut genutzt. Äußerlich behandelt man vor allem wunde Hautstellen und nässende Ekzeme damit. Die Sporen werden innerlich bei Rheuma, Koliken, Blasenschwäche und Durchfall eingesetzt. Als Tee gibt man das Kraut bei Harnverhalten, Rheuma und Koliken. In Deutschland steht der Bärlapp unter Naturschutz.

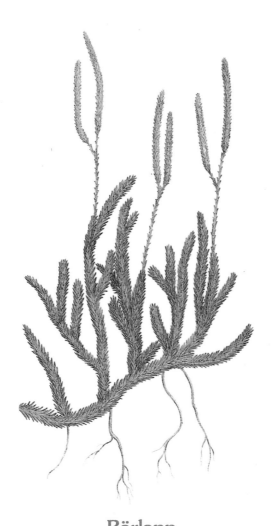

Bärlapp

Lycopodium clavatum

Ernte: Die Sporen reifen in den Monaten Juli und August und lassen sich durch Ausklopfen gewinnen. Das Kraut wird im Frühsommer bei trockenem Wetter gesammelt und im Schatten an der Luft getrocknet.

BÄRLAUCH, auch Waldknoblauch oder Hexenzwiebel genannt, hat im Wesentlichen die Eigenschaften des Knoblauchs. Die Pflanze wird bis zu 40 cm hoch und wächst an schattigen und feuchten Standorten, in Gebüschen und Wäldern. Sie trägt eine weiße Blütenkugel und duftet stark. Die Blätter haben eine blutreinigende Wirkung, als Essenz wirkt Bärlauch bei Gedächtnisschwäche und Bronchitis. Auch gegen hohen Blutdruck, Arteriosklerose und Blähungen setzt man ihn erfolgreich ein.

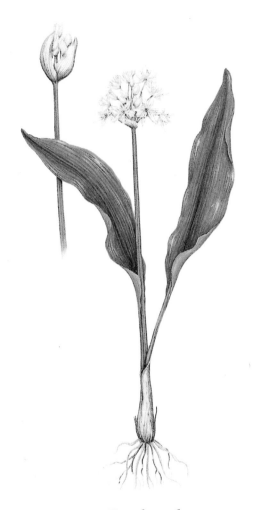

Bärlauch

Allium ursinum

Ernte: Vorsicht, nicht mit der giftigen Herbstzeitlose verwechseln. Die Blätter werden im April bis Mai geerntet, sie sollten allerdings nur in frischem Zustand verwendet werden, getrocknet verlieren sie ihre Heilkraft. Die Zwiebel sollte man im Herbst ausgraben.

BEINWURZ ist auch unter dem Namen Schwarzwurz und Beinwell bekannt. Sie wächst an Flüssen und in sumpfigen Gebieten und zeichnet sich durch einen rauen, kantigen Stängel sowie große, hängende Blätter aus. Diese helfen vor allem als Auflage bei Sehnenscheidenentzündung, schwachen Gliedern und Blutergüssen. Heilende Wirkung entfaltet die Pflanze als aufgelegtes Pflaster auch bei Knochenbrüchen und Thrombosen. Innerlich angewendet hilft sie bei Fieber, Bronchitis, Magenblutungen und Rippenfellentzündungen. Da die Pflanze einige giftige, das zentrale Nervensystem lähmende Stoffe enthält, sollte man bei der Dosierung vorsichtig sein. Es gibt alkaloidfreie Extrakte.

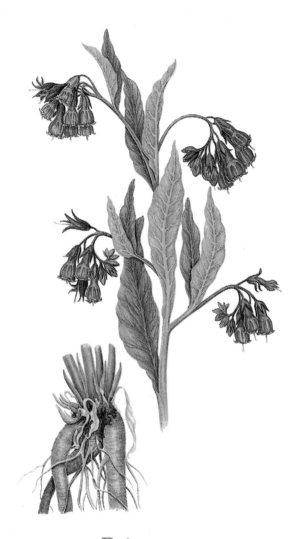

Beinwurz

Symphytum officinale

Ernte: Das Kraut wird am besten im Mai gesammelt, wenn sich die Blüten entwickeln. Die Wurzelstöcke werden im Frühjahr oder im späten Herbst ausgegraben.

BRENNNESSEL – Die schmerzhafte Bekanntschaft mit dieser Pflanze hat sicher schon jeder gemacht. Doch die Stoffe, die sie uns bei Berührung einspritzt (Acetylcholin und Histamin), machen aus der Brennnessel gleichzeitig eine wertvolle Heilpflanze. Die Brennnessel regt den Stoffwechsel des gesamten Organismus an. Doch auch bei ganz verschiedenartigen Leiden wirken ihre Eigenschaften. Die Brennnessel ist vor allem harntreibend. Das sollten alle beachten, die an Rheumatismus, Gicht, Reizblase, Harnverhalten oder Harnsteinen leiden. Sie bekämpft Durchfall und stillt Blutungen sowie lästige Schleimabsonderungen bei Schnupfen. Die Brennnessel reinigt das Blut und ist deswegen besonders bei Frühjahrskuren sehr beliebt. Brennnesseln werden seit jeher genauso gegessen wie Spinat. Auch als Suppenbeilage werden sie verwendet, denn ihr reicher Gehalt an metallischen Stoffen (Eisen, Magnesium) kommt dem Körperhaushalt zugute. Bemerkenswert ist auch der Vitamin-C-Gehalt.

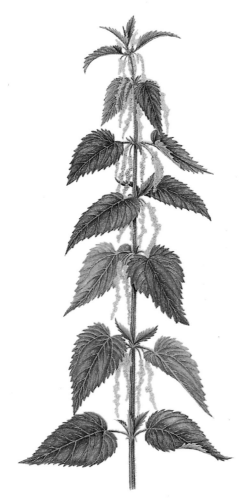

Brennnessel

Urtica urens, Urtica dioica

Ernte: Alle Brennnesselarten kommen in der freien Natur und im Garten vor. Ernten Sie zu jeder Jahreszeit, je nach Bedarf. Pflanzenteile in frischem Zustand verwenden! Blüte von Juni bis Oktober. Vorsicht vor Unkrautvergiftungsmitteln!

EHRENPREIS – Wohl kein Kraut hat so viele beziehungsreiche Namen: Allerweltsheil, Männertreu, Frauenlist und Schlangenkraut. Dabei geht es um eine kleine, kriechende Pflanze, die in gestreckten Ähren winzige hellviolette, selten weiße Blüten trägt. Pfarrer Kneipp schon betonte die Heilkraft der Pflanze bei Erkrankungen der Luftwege. Sehr zu empfehlen ist der frische Saft der blühenden Pflanze als Blutreinigungsmittel bei Hautleiden und Ekzemen. Auch gegen Nervosität lässt sich die Pflanze, die trockene Böden liebt, einsetzen. Man findet sie auf mageren Wiesen, in Gebüschen und lichteren Wäldern.

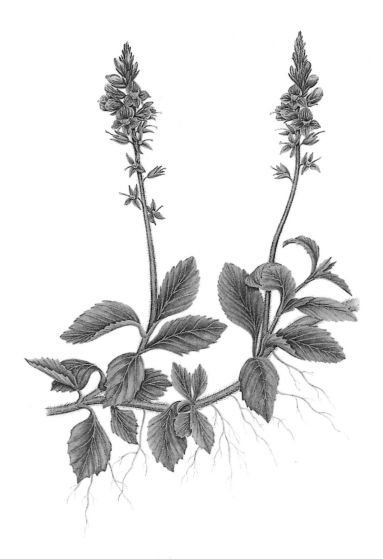

Ehrenpreis
Veronica officinalis

Ernte: In der Blütezeit, Juli bis August, einsammeln und in Sträußen trocknen.

FRAUENMANTEL – Die zahlreichen Namen dieser Pflanze zeigen, dass man sich schon viel mit ihr beschäftigt hat: Frauenhilf, Alchimistenkraut, Frauenbiss, Frauenrock, Taukraut ... Der Frauenmantel gedeiht auf feuchten Weiden, in Gebüschen, lichten Wäldern, trockenen Gräben. Die Stammpflanze kann bis zu 50 cm lange Blütentriebe ausbilden. Die am Rand gezähnten Blätter zeigen sieben bis elf Lappen, die selbst in ausgewachsenem Zustand noch etwas zusammengefaltet sind. Wie auch die Stängel sind sie meist zottig behaart. Die gelbgrünen Blüten bleiben unscheinbar und klein. Obwohl sie knäuelartig zusammenstehen, werden sie nur wenige Millimeter groß. Ihre Blütezeit ist von Mai bis spätestens September. Der Teil mit den meisten Heilstoffen ist das überirdisch wachsende Kraut. Es soll erst gepflückt werden, wenn es abgetrocknet ist. Die Wirkung, verursacht durch Gerb- und Bitterstoffe, wird als „milde zusammenziehend, krampflösend" beschrieben. Innerlich wendet man die Droge bei klimakterischen Beschwerden (Wechseljahre), zu starken Monatsblutungen, beim Ausfluss junger Mädchen (Fluor albus) an. Auch zur Blutreinigung bei Stoffwechselstörungen, bei Magen-, Darm- und Blasenbeschwerden kann die Pflanze eingesetzt werden. Der Sud hat sich auch bei Entzündungen und bei Infektionen des Genitalbereiches bewährt.

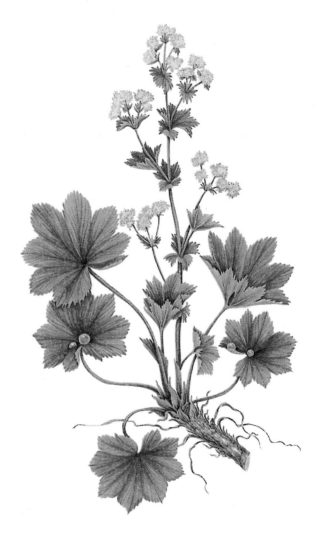

Frauenmantel

Alchemilla vulgaris

Ernte: Morgens bei trockenem Wetter die über dem Erdreich stehenden Teile, vor dem Aufblühen. Die Wurzel im September und Oktober ausgraben.

GOLDRUTE wird im Volksmund auch Allermacht-Heilkraut, Goldraute, Gülden-Wundkraut, Heilwundkraut, St.-Peter-Stab genannt. Die Goldrute kommt zumeist in gebirgigen Gegenden an Waldrändern, auf abgeholzten Waldplätzen und Wiesenhängen vor. Der buschige Stängel erreicht eine Höhe von ungefähr 80 cm und ist mit goldgelben Blütenähren besetzt. Blüten und Blätter sind kühlend und es geht eine sichtbare Beruhigung von dieser Pflanze aus. Allein der Anblick der Goldrute in der Landschaft wirkt beruhigend. Im Volksglauben meint man, dass ein Beruhigungsengel unmittelbar neben der Pflanze steht. Ihr Geruch ist von einer balsamischen Milde und unterscheidet sich wesentlich von der verwilderten Kanadischen Goldrute (Solidago canadiensis), die weitaus höher wächst, Waldränder, Seeufer und freie Plätze weithin überwuchert. Während unsere Goldrute in gewisser Hinsicht der Kleinen Königskerze ähnelt, ist die Kanadische Goldrute mit fächerartigen, spitz zulaufenden gelben Blütenrispen ausgestattet.

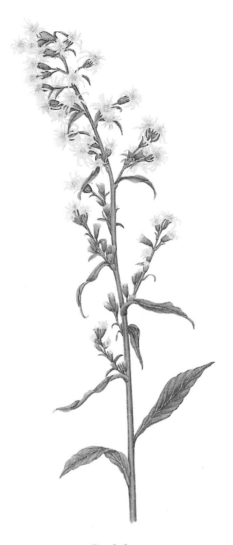

Goldrute

Solidago virgaurea

Ernte: Die Blüten werden in den Monaten Juli bis Oktober gesammelt

HAUSWURZ wird bei uns auf Mauern und Dächern gezogen. Vielen ist sie als Zierpflanze in Steingärten bekannt. Sie sieht aus wie eine Rosette, die sich aus zahlreichen dickfleischigen Blättern zusammensetzt. Aus der Mitte wächst ein bis zu 40 cm hoher Stängel, der, oben doldenartig angeordnet, sternförmige rosafarbene Blüten trägt. Als Umschläge wirken die Blätter der Hauswurz bei bösartigen Hautleiden, Gürtelrose und rissiger Haut heilend.

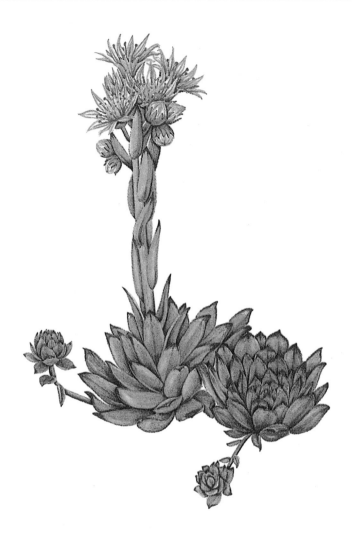

Hauswurz

Sempervivum tectorum

Ernte: Gesammelt werden die frischen Blätter von Anfang März bis gegen Ende Oktober.

HIRTENTÄSCHEL wird in Gärten und auf Äckern gewöhnlich als Unkraut angesehen. Doch schon im Mittelalter wusste man, dass seine Heilstoffe Blutungen stillen können. Die Pflanze stammt aus dem Mittelmeergebiet, findet sich heute aber auf allen Kontinenten bis in eine Höhe von 3000 Metern. Die Pflanze wird bis zu 30 cm groß, besitzt Grundblätter, Stängelblätter und kleine weiße Blüten. Blütezeit ist von April bis September. Die wesentlichen Inhaltsstoffe des Krautes sind Cholin, Acetylcholin, Tyramin und Diosmin. Das Hirtentäschelkraut kann bei Nasenleiden, Verletzungen, gegen Blutspucken und andere innere Blutungen sowie bei Nasenbluten verwendet werden.

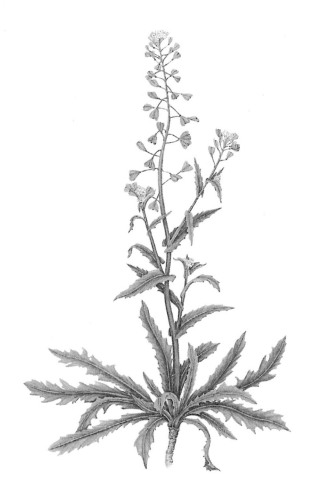

Hirtentäschel

Capsella bursa-pastoris

Ernte: Die beste Erntezeit ist Spätsommer oder Herbst, wenn schon ein Teil der Früchte ausgebildet ist, auf der Spitze des Stängels aber ein kleiner Federbusch aus nicht befruchteten Blüten als Rest besteht. Die Frucht selbst ist eine umgekehrt herzförmig geformte Schote.

HUFLATTICH ist das bekannteste und älteste Mittel gegen Husten. Schon die alten Griechen inhalierten die Dämpfe des brennenden Krautes, um Asthma zu lindern. Die Pflanze wird bis zu 15 cm hoch, hat vieleckige Blätter und goldgelbe Blüten. Sie gilt als erster Frühlingsbote, dessen Blüten bereits im März aus der Erde lugen. Der Huflattich gedeiht vor allem an lehmigen Standorten und Bächen. Die teilweise sehr breiten und herzförmigen Blätter, die nach der Blüte erscheinen, sind frisch als Salat zu empfehlen, sie haben einen hohen Vitamin-C-Gehalt. Die Blätter und Blüten, aus denen vor allem Tee gemacht wird, schimmeln leicht. Man sollte sie deshalb schnell bei bis zu 40 Grad trocknen. Vorsicht ist geboten bei Lungentuberkulose: Huflattich nicht ohne ärztlichen Rat anwenden! Man sollte ihn immer filtern! Innerlich nur alkaloidfreie Blätter und Blüten verwenden.

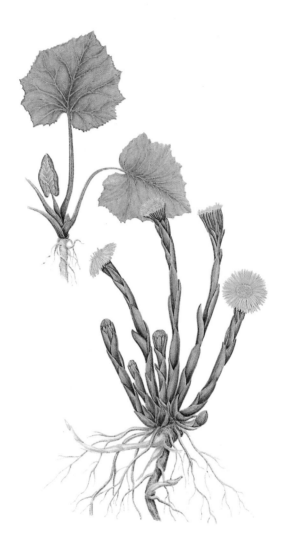

Huflattich
Tussilago farfara

Ernte: Die Blüten sammelt man von März bis April, die Blätter von Mai bis Juni.

JOHANNISKRAUT werden von alters her viele heilende und übersinnliche Kräfte zugesprochen. Es wird im Volksmund auch Johannisblut, Wund-, Blut- oder Konradskraut genannt. Die bis zu 90 cm hohe Staude trägt gelbe Blüten, die beim Zerdrücken einen roten Saft absondern. Man findet das Johanniskraut auf Äckern sowie an Wald- und Wiesenrändern in bis zu 2200 Metern Höhe. Als Heilmittel wird das blühende Kraut verwendet, frisch oder getrocknet. Es hilft als Tee gegen nervöse Beschwerden, Hysterie und unregelmäßige Periode, als Öl wirkt es heilend bei Wunden, Schrunden, Hexenschuss und Sonnenbrand.

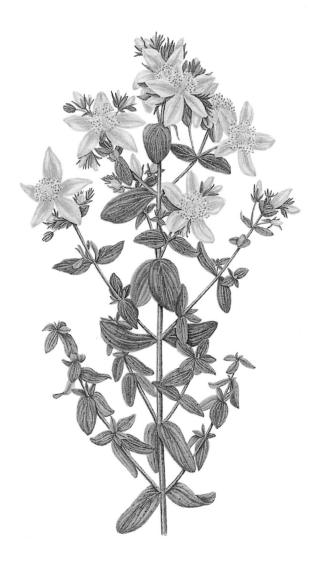

Johanniskraut

Hypericum perforatum

Ernte: Es wird in der Blütezeit, Juli bis August, eingesammelt.

KALMUS, auch Magenwurz genannt, liebt nasse Umgebungen. Er wächst in Verlandungsgebieten und in langsam fließenden Gewässern. Die Pflanze zeichnet sich durch hohe schwertförmige Blätter und einen grün-braunen Blütenkolben aus. Bei ihr wird als Heilmittel der getrocknete Wurzelstock verwendet. Sie enthält ein aromatisch riechendes, scharf schmeckendes ätherisches Öl mit Asaron und einen Bitterstoff. Dieser wirkt vor allem anregend auf Speichel-, Magensaft- und Darmsaftdrüsen. Dadurch wird der allgemeine Stoffwechsel gefördert und außerdem wird eine beruhigende Wirkung auf das Zentralnervensystem ausgeübt. Der Saft der Pflanze wirkt außerdem bei Augenleiden, Bäder davon bei Erfrierungen und das Wurzelöl äußerlich bei Haarausfall. Da der heimische Kalmus einen krebserregenden Stoff, Beta-Asaron, enthält, wird angeraten, ihn in der Apotheke zu kaufen.

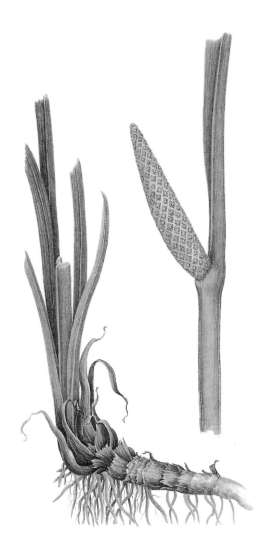

Kalmus

Acorus calamus

Ernte: Sammelzeit für alle Teile der Pflanze ist Oktober.
Vorsicht, die Wurzel wirkt in großen Mengen als Brechmittel.

KÄSEPAPPEL ist der volkstümliche Name der Malve. Sie hat ihn ihrer charakteristischen Frucht wegen erhalten. Die zahlreichen Arten (von der Gartenmalve über die Königs-, Kraut-, Moschus- bis hin zur Feldmalve) sind hübsche kleine Pflanzen mit gelblichen, manchmal auch rosa oder violetten Blüten. Schon die Völker der Antike schätzten sie als Heilpflanze. Die Käsepappel übt vor allem auf Krankheiten, die von Entzündungen begleitet werden, eine heilende Wirkung aus. Und das mehr als jede andere Pflanze. Geschwollenes Gewebe wird weich, sodass die Genesung einsetzen kann. Ob innerlich oder äußerlich angewandt, die Käsepappel beruhigt und befreit das Gewebe von Giftstoffen. Sie wird bei Rippenfellentzündung ebenso empfohlen wie bei einer Reizung des Verdauungssystems oder des Harnapparates. Die Käsepappel gilt als unfehlbares Mittel gegen Infektionskrankheiten. Außerdem ist sie ein hervorragendes Mittel zur Hautreinigung, ob bei Akne oder Altersflecken. Die Käsepappel wird immer nur im Kaltansatz gewonnen. Heilkräftig allein ist der Schleimstoff der Pflanze, der über Nacht durch Kaltansatz aus der Pflanze gezogen wird.

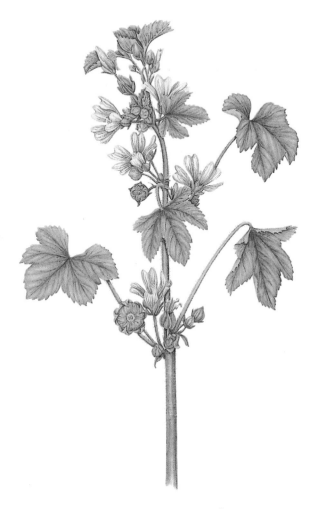

Käsepappel

Malva neglecta, Malva sylvestris

Ernte: Wild wächst die Käsepappel überall. Von Juni bis August blüht sie, das ist auch die Erntezeit. Die blaue Farbe der Blüten hält sich nur, wenn diese vor Licht geschützt werden. Die Wurzel wird im Herbst ausgegraben.

KAMILLE – Vor zwanzig Jahren lächelte man noch über die Lieblingspflanze unserer Großmütter. Heute dagegen weiß man die entzündungshemmenden Substanzen der Kamillenblüten wieder zu schätzen. Größte Bedeutung misst man ihrem ätherischen Öl bei. Es stellt nicht nur die kleinsten Blutgefäße (die bei einer Entzündung geweitet sind) wieder enger, sondern besitzt auch krampflösende Wirkung. Alle Kranken mit Magenstörungen, Krämpfen, Koliken, Darmbeschwerden sollten die Heilkraft der Kamille mit Aufgüssen, Sitzbädern und durch Einreibungen nutzen. Die Kamille kann erst nach dem Kochen ihre ganze Kraft entfalten, da das inaktive Pro-Azulen C erst bei höheren Temperaturen in das wirksame Azulen umgewandelt wird. Überdosierungen müssen vermieden werden, doch auch bei starken Verdünnungen (0,005 Prozent) werden die Bakterien noch abgetötet.

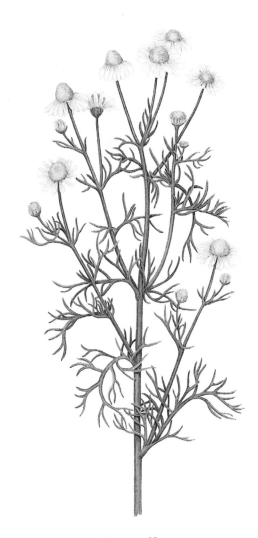

Kamille

Matricaria chamomilla

Ernte: Die Kamille, die vor allem an Äckern und Wegrändern wächst, sollte nur bei trockenem Wetter geerntet und dann rasch, in dünnen Schichten ausgebreitet, getrocknet werden.

LABRAUT hat viele volkstümliche Namen: Bettstroh, echtes Labkraut, gelbes Käselab, Harzbresten, Liebfrauenstroh, Marienbettstroh, Reuritzen. Es bevorzugt trockene Wiesen und Raine, kommt aber auch auf vertrockneten Sümpfen und in lichten Wäldern vor. Die bis zu 80 cm hohe Pflanze ist an der Spitze mit gelben Blüten besetzt. Ihr Hauptwirkstoff, das Labenzym, lässt die Milch gerinnen, weswegen Labkraut auch im Kindbett verwendet wurde, wie schon die Namen aussagen. Es wirkt außerdem leicht harntreibend und wird daher bei Nieren- und Blasenerkrankungen verwendet.

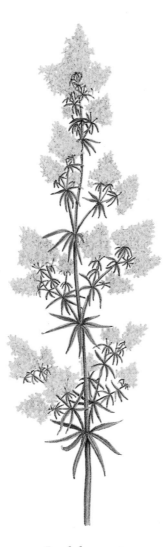

Labkraut

Galium verum

Ernte: Verwendet wird die ganze Pflanze, die von Juni bis Oktober gesammelt wird.

LÖWENZAHN – Im Frühling verwandelt er zu unserer Freude ganze Wiesen in gelbe Teppiche. Er erfreut den Menschen auch durch seine Heilkraft, die besonders in der Wurzel sitzt. Ihre Wirkstoffe Taraxacin und Inulin steigern die Ausscheidung der Verdauungsorgane enorm. Damit hilft er allen, die an Leber- und Gallestörungen, Ekzemen, Flechten, schlechter Verdauung und Koliken leiden. Auch Zuckerkranke vertragen diese Pflanze recht gut. Der Löwenzahn, ein Verwandter der Zichorie, stärkt den Organismus, regt ihn an, führt ab und reinigt das Blut. Bei äußerlicher Anwendung entwickelt er eine bemerkenswerte Wirkung gegen Geschwüre und Hauterkrankungen.

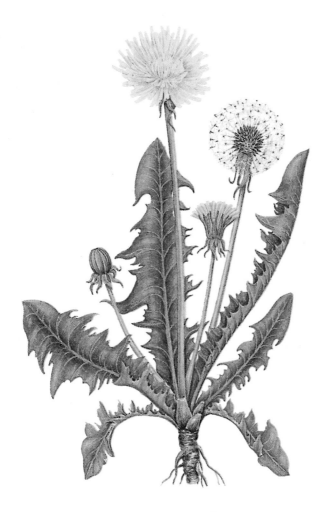

Löwenzahn

Taraxacum officinale

Ernte: Die Löwenzahnblätter werden im Frühjahr gepflückt, wenn sie zart und saftig sind, um einen Salat zuzubereiten. Aus den Blüten und Blättern im Sommer wird Tee zubereitet. Unbedingt die Pflanzenwurzel verwenden.

MAIS – Jeder kennt diese 2,50 Meter hohe Pflanze. Sie wird bei uns vor allem als Viehfutter angebaut. Ihre Bedeutung hat sie aber nicht nur als Nahrungsmittel für Tier und Mensch, sondern auch als wirkungsvolles Heilmittel. Besonders das Fasernetz, das den Kolben umgibt und Maisbart oder Maishaar genannt wird, ist als Beruhigungsmittel bekannt. Die Maishaare sind fast unbeschränkt verwendbar, da sie nicht reizen und trotzdem heftigste Schmerzen lindern wie bei Nierenkoliken, Harnblasenentzündungen, Rheuma und Gicht. Da ihre Wirkstoffe die Harnproduktion anregen, reinigen sie den Organismus, befreien ihn von Giftstoffen, unterstützen die Leber, das Herz und andere Organe.

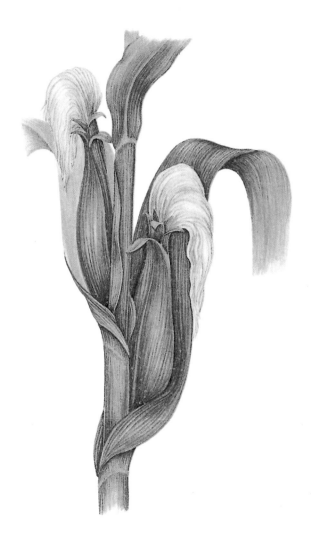

Mais

Zea mays

Ernte: Bei der Ernte im Herbst unbedingt beachten, dass nur „biologisch angebauter" Mais verwertbar ist.

MEERRETTICH kommt nicht nur im Garten vor, sondern auch in der Natur an feuchten Gräben, Flussböschungen und Teichufern. Die gewellten Blätter dieser bis zu 1,50 Meter hohen Pflanze werden manchmal bis zu einem Meter lang. In der Blütezeit, von Juni bis Juli, trägt die Pflanze die winzigen, vierblättrigen Blüten, die sehr stark duften. Eine schwache Dosis der Wurzel belebt den Körper, besonders das Verdauungssystem, zu viel wirkt wie Dynamit, man sollte deshalb auf Allergien achten. Die Heilkräfte werden wegen ihrer harntreibenden Wirkung vor allem gegen Wassergeschwülste eingesetzt. Die Pflanze besitzt darüber hinaus einen hohen Vitamin-C-Gehalt, der Vitaminmangelkrankheiten entgegengewirkt. Breiumschläge heilen Hexenschuss, Magenschmerzen und Migräne.

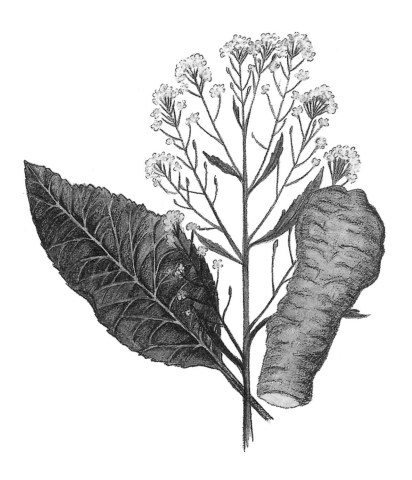

Meerrettich

Armoracia rusticana

Ernte: Entweder im Garten anbauen oder an feuchten Plätzen in der Natur suchen. Die Wurzel im Herbst ausgraben.

MISTEL ist ein Halbparasit, der im Winter leicht im kahlen Geäst der Bäume zu erkennen ist. Sie bevorzugt Obstbäume als Standort und wächst in manchen Gebieten in großem Ausmaß auf Pappeln. Die Eichenmistel ist aus medizinischer Sicht die wichtigste. Bei allzu starker Dosierung ist die Mistel allerdings giftig. Sie hat dann Sensibilitätsverlust und fortschreitende Lähmung zur Folge. Besonders die Beeren sind gefährlich, weshalb nur die grünen Teile, Blätter und Zweige verwendet werden sollten. Bei richtiger Dosierung ist sie allerdings ein wertvolles Mittel zur Blutdruckregulierung. Darüber hinaus ist sie harntreibend und krampfstillend.

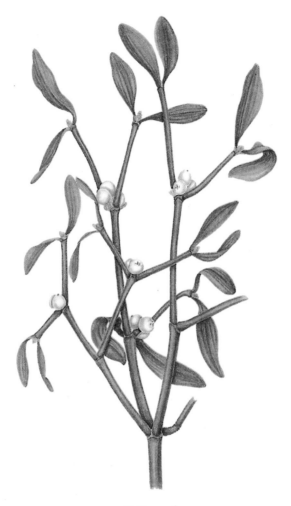

Mistel

Viscum album

Ernte: Die belaubten Zweige der Mistel gegen Ende des Herbstes pflücken. Vorhandene Beeren sorgfältig entfernen. Das Geerntete im Schatten trocknen lassen, in kleine Stücke brechen und in undurchsichtigen Glasgefäßen aufbewahren.

ODERMENNIG – Obwohl ein entfernter Verwandter der Rose, ist der Odermennig selbst eine eher unansehnliche Pflanze. Die bis zu 80 cm hohen rötlichen Stängel sind grob geformt und behaart, ebenso die Blätter. Die kleinen gelben Blüten öffnen sich unauffällig im Juli bis August und hängen in langen struppigen Ähren vom Stängel herab. Der Odermennig wächst überall, doch besonders auf lehmigen Böden. Vor allem mag er sonnige Lichtungen, Böschungen und magere Weiden. Seine Blüten und Blätter soll man im Sommer pflücken. Sie wirken als leichtes Harntreibemittel, auch heilen sie Schnitte, Geschwüre und Entzündungen. Beachtlich ist auch die Wirkung gegen Müdigkeit. Nebenwirkungen sind bei dieser Pflanze keine bekannt.

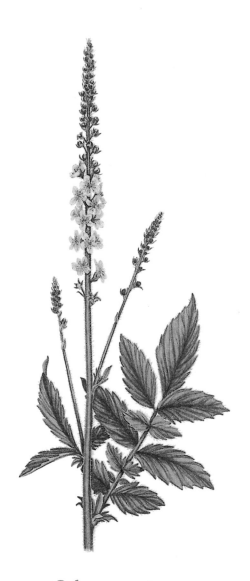

Odermennig

Agrimonia eupatoria

Ernte: Man soll die Pflanze Juni und Juli ernten.

PESTWURZ – Im Volksmund auch Großer Huflattich, Hutplagen, Pestilenzwurz, Schweißlattich genannt, wächst an Waldrändern und Flussufern, Bächen und feuchten Wiesenrändern. Die Pestwurz ist eine Frühlingspflanze, die rötlichgelben Blütenkolben kommen vor den Blättern, die auf der Unterseite filzig sind. Die Blätter werden hutbreit und als Abschirmung gegen heiße Sonnenstrahlen benützt. Sie sind großartig bei Verstauchungen und Verrenkungen und werden hier als Auflage verwendet. Die Wurzel muss vor der Blüte gesammelt werden.

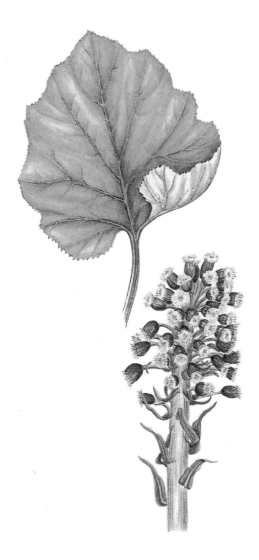

Pestwurz

Petasites officinalis = Petasites hybridus

Ernte: Man sammelt die fieberwidrige Wurzel, die in Pestzeiten große Beachtung gefunden hat, noch vor der Blütezeit.

PETERSILIE wird nachgesagt, Reaktionsvermögen und Kraft zu stärken. Wenn dies auch übertrieben ist, so hat die Pflanze doch allerlei heilsame Wirkstoffe und einen reichen Gehalt an Vitamin C. Die zweijährige Pflanze mit dem dicken Wurzelstock bildet im ersten Jahr zwei- bis dreifach gefiederte Blätter. Erst im zweiten Jahr wächst der verzweigte Stängel, der oft über 50 cm hoch wird und kleine gelbgrüne Blüten trägt. Wer sich nicht so gut auskennt, kann die wild wachsende Petersilie auch leicht mit dem gefährlichen Schierling verwechseln![*] Deswegen sollte man sich auf die angebaute Gartenpetersilie verlassen. Ihre Wirkstoffe sind ein ätherisches Öl mit Apiol und Myristicin. Durch das Öl wird die Niere gereizt, was eine harntreibende Reaktion hervorruft. Außerdem steigt die Schweißproduktion und das Fieber wird gesenkt. Die Petersilie ist gut bei Leberkrankheiten, Gelbsucht, Ekzemen, Rheuma, Gicht und Harnsteinen. Zu große Mengen, besonders der Früchte, können allerdings schwere Leber- und Darmstörungen hervorrufen! Auch das zentrale Nervensystem kann so geschädigt werden!

---

[*] Dieser riecht allerdings nach Mäuseurin!

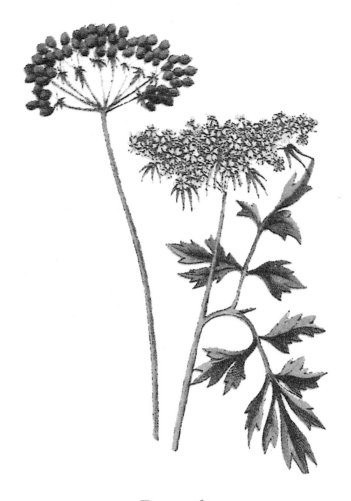

Petersilie

Petroselinum crispum

Ernte: Die Petersilie wird zwischen Februar und August aus-
gesät. Die Wurzel gräbt man im Herbst aus. Wenn man sie zu
lange bewahrt, wird sie hart und unbrauchbar. Die Samenkörner
von zweijährigen Schößlingen pflücken.

RINGELBLUME – Es gibt zwei Arten von Ringelblumen: eine gezüchtete mit doppelten Blüten und eine wilde. Ihre Vorzüge und ihr Aussehen sind gleich. Schon im Mittelalter wurde die Pflanze gegen Darmstörungen und Leberbeschwerden verschrieben. Heute schreibt man dieser Blume mit ihren vollen orangefarbenen Blüten immer noch eine Vielzahl heilsamer Wirkungen zu. Da sie anregend und krampflösend wirkt, verwendet man sie bei Asthma, Husten, Schlaflosigkeit, Herzjagen und Angstzuständen. Auch äußerlich wird die Ringelblume vielfach angewendet. Sie hat vernarbende Eigenschaften bei Quetschungen, Frostbeulen, Ekzemen und Geschwüren. Mit Erfolg wird sie auch bei Entzündungen der Haut und der Schleimhäute eingesetzt. Frauen, die ihre Menstruation regeln wollen, werden von der Ringelblume nicht enttäuscht.

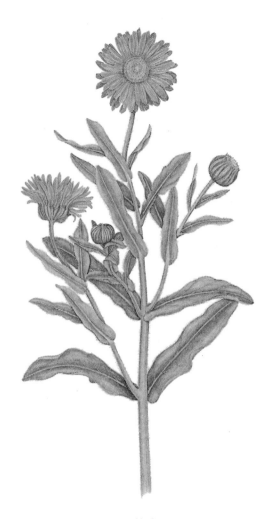

Ringelblume

Calendula officinalis

Ernte: Die Blüten und Blätter bei strahlendem Sonnenschein pflücken, weil da die Heilkräfte die größte Wirkung haben. Entweder frische oder gut im Schatten getrocknete Pflanzenteile verwenden. Die Blume züchtet man am besten selbst im Garten.

SALBEI wird in verschiedene Arten eingeteilt, die Merkmale sind jedoch gleich: weiche, in sich gemusterte Blätter und seltsame, wie ein offener Schnabel geformte Blüten. Die beiden häufigsten Arten sind die nützlichsten: der Königssalbei, auch Barten-, Edel-, Tugend-, Kreuz- oder gemeiner Salbei genannt, und der römische Salbei. Die Wirkstoffe des Salbei regen an, aktivieren den Blutkreislauf und unterstützen das Nervensystem. Doch werden auch Brechreiz und Durchfall erfolgreich bekämpft. Er wirkt außerdem fiebersenkend, verhindert Schweißausbrüche bei Infektionskrankheiten und senkt überhöhte Blutzuckerwerte. Auch zur Vernarbung von Wunden trägt er bei. Für Frauen ist Salbei besonders heilsam, denn er senkt ungewöhnlichen Blutverlust bei der Menstruation, kräftigt die Gebärmutter und heilt Weißfluss. Darüber hinaus ist er für die Schönheit unverzichtbar, bewahrt er doch eine gesunde Haut und dämmt den Haarausfall.

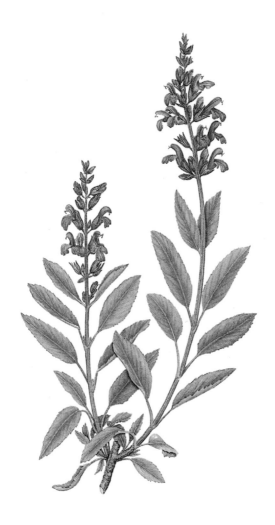

Salbei

Salvia officinalis

Ernte: Alle Salbei-Arten besitzen die gleichen Eigenschaften. Man kann sie in der Natur alle pflücken. Im Garten sollte man den Königssalbei ziehen.

SCHAFGARBE – Das Kraut mit den zarten Schirmen aus weißen oder rosa Blüten hat noch viele Namen: Saugkraut, Achilienkraut, Balsamkraut, Berufskraut. Seine kammartig gezähnten Blätter wurden oft als Verband verwendet. Medizinisch angewendet werden sowohl Blüten als auch Kraut. Sie regen die Verdauungssäfte an und wirken dadurch krampflösend. Nervosität bei Frauen oder einer unregelmäßigen Menstruation kann mit der Schafgarbe entgegengewirkt werden. Sie ist außerdem ein Blutreinigungsmittel und hilft auch bei Akne und Flechten. Sie hilft bei Blutungen, indem sie sie stillt und die Wunde durch ihre antiseptischen Eigenschaften desinfiziert. Mit der Schafgarbe gibt es keine Infektionen mehr.

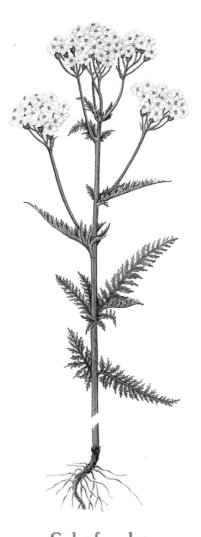

Schafgarbe

Achillea millefolium

Ernte: Blätter und Blüten unmittelbar vor dem vollen Aufblühen der Pflanze ernten. Das Kraut ist auf allen trockenen Wiesen zu finden.

SCHLÜSSELBLUME – Die beliebte Frühlingsblume mit ihren goldgelben Blüten findet man auf allen Wiesen. Sie ist als Heilpflanze bei Bronchitis geschätzt und wirkt auch harntreibend. Dem Schlüsselblumentee wird auch eine gute Wirkung bei Migräne, Gicht und Rheuma nachgesagt. Die Waldschlüsselblume, die einen etwas höheren Wuchs und hellere Blüten besitzt, hat die gleiche Wirkung.

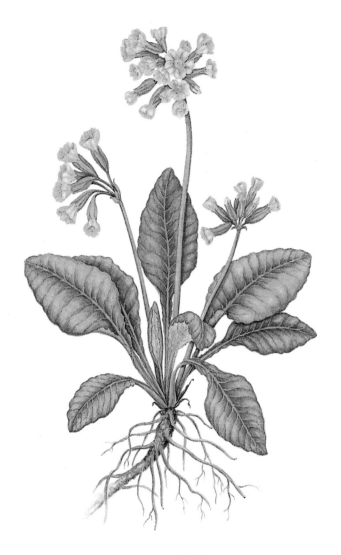

Schlüsselblume

Primula veris, Primula elatior

Ernte: Die Wurzeln, der heilkräftigste Teil der Pflanze, werden im September geerntet.

SCHÖLLKRAUT dringt überall vor und entfaltet seine gelappten Blätter mit den vier Blütenblättern. Wenn man den Stängel abbricht, tropft ein orangefarbener Saft heraus; Vorsicht, dieser Saft ist giftig, ebenso die Wurzel. Deshalb soll das Schöllkraut nur äußerlich angewendet werden. So wirkt die Pflanze harntreibend und abführend. Sie ist deshalb bei Gicht und Rheuma sehr zu empfehlen. Sie ist ein Spezialmittel gegen Gelbsucht oder andere Entzündungen der Leber. Auch Verschleimungen der Gallenwege werden durch Schöllkraut geheilt, ebenso Angstzustände. Weiters wirkt es beruhigend, schlaffördernd und krampflösend. Doch Heilerfolge gibt es auch auf anderen Gebieten. So verschwinden Flechten, Warzen und Hühneraugen.

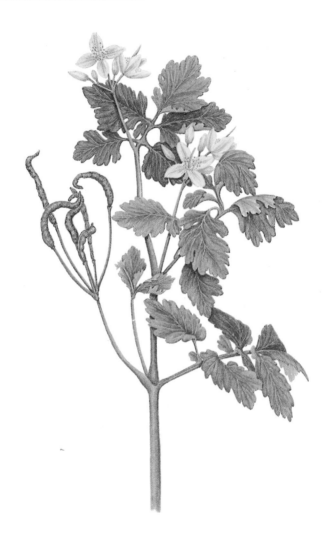

Schöllkraut

Chelidonium majus

Ernte: Junge Pflanzen zu Beginn der Blüte pflücken. Wirksam sind alle Pflanzenteile. Vorsichtig ausgraben, damit der Stängel nicht abbricht und der Saft ausfließen kann.

SPITZWEGERICH ist eine bis zu 30 cm hohe Pflanze mit schmalen, schwertähnlichen Blättern. Die Blüten sitzen als kugelige Ähre auf dünnen, aufrechten Stängeln. Man findet die Pflanze an Wegrändern und auf sauerstoffarmen Böden. Als Heilmittel werden Saft, Blätter und Wurzeln, selten der Samen, eingesetzt. Die Wirkstoffe der Pflanze sind leicht hustenlösend und wirken regulierend auf zu träge oder zu rasche Darmtätigkeit. Innerlich angewendet hilft die Pflanze bei Lungenleiden, Zahn-, Kopf- und Ohrenschmerzen. Auch zur Wundbehandlung ist sie durch Auflegen der Blätter geeignet.

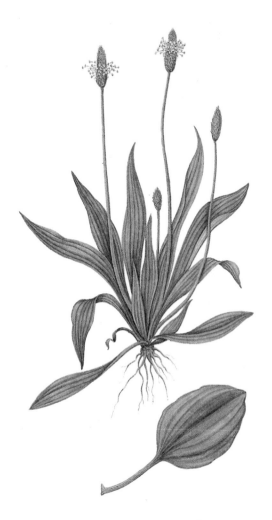

Spitzwegerich

Plantago lanceolata

Ernte: Die Blätter werden im Frühjahr bis zur beginnenden Blüte gesammelt und möglichst rasch bei 30-50 Grad Celsius getrocknet. Die Samen werden bei trockenem Wetter in der Reifezeit, August bis Oktober, geerntet.

TAUBNESSEL erinnert im Aussehen an die Brennnessel, allerdings sondern die Haare ihrer Blätter kein Gift ab; daher wohl auch ihr volkstümlicher Name „tote Nessel". Es gibt unterschiedliche Arten: die Goldnessel, die Gefleckte Taubnessel, die Rote Taubnessel und die Weiße Taubnessel. In der Wirkung sind sie gleich, doch weit verbreitet wächst nur die letztgenannte. Sie wächst in Wäldern, auf Ödland und auch ganz in der Nähe von Wohnstätten. Der Stängel wird bis zu 40 cm hoch. In den Blattachsen der brennnesselähnlichen Blätter wachsen die weißen Lippenblüten, die an ein halb geöffnetes Maul erinnern. Es werden sowohl die Blätter als auch die Blüten verwendet. Sie wirken harntreibend, reinigen und stillen das Blut. Bei Durchfall, Milzerkrankungen, Blutergüssen und Beschwerden der Atemwege wirken sie außerordentlich heilsam. Äußerlich angewendet wirkt die Pflanze gegen Schwellungen und Krampfadern.

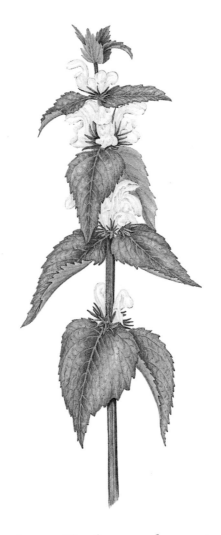

Taubnessel

Lamium album

Ernte: Blätter und Blüten zwischen Mai und Juni kurz vor dem Aufblühen pflücken. Im Schatten trocknen. Vorsicht, Taubnesseln werden oft als Unkraut mit Chemikalien behandelt.

THYMIAN gehört zur Familie der Lippenblütler und kommt bei uns an sonnigen Waldrändern vor. Der kleine Halbstrauch blüht von Juni bis September und verbreitet einen starken aromatischen Duft. Zu Heilzwecken verwendet man das ganze blühende Kraut über der Erde, davon bevorzugt die obersten blühenden Triebe. Das ätherische Öl, das der Thymian beinhaltet, wirkt krampflösend und desinfizierend. Er wird deswegen oft bei Erkrankungen der Atemwege eingesetzt. Fälle von Asthma und Bronchitis können damit gelindert werden. Außerdem belebt Thymian den Verdauungsapparat und regt den Appetit an, daher seine Beliebtheit als Gewürz. Vor einer Überdosis sollte man sich deshalb hüten!

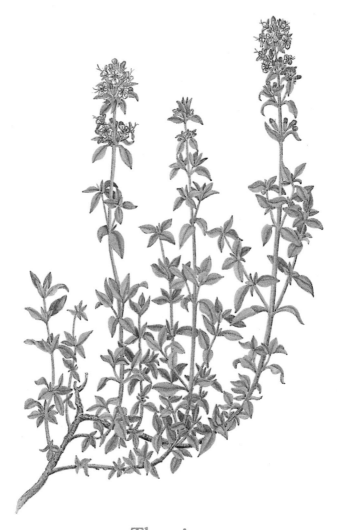

Thymian

Thymus serpyllum

Ernte: Zu Heilzwecken verwendet man das ganze blühende Kraut über der Erde, davon bevorzugt die obersten blühenden Triebe.

VOGELKNÖTERICH ist eine weit verbreitete, unscheinbare Pflanze. Je nach Standort bildet er seine Triebe aus: auf Kiesflächen magere, kriechende Triebe; auf fetten Böden kräftige, aufsteigende Triebe. Als Unkraut wächst er auf Ödflächen, Bahngleisen, an Wegrändern und Hausplätzen. Schon die Römer schätzten seine blutstillende Wirkung. Der Vogelknöterich ist bei Bronchitis und bei der Nachbehandlung von Lungenentzündung wirksam. Er besitzt eine stark blutstillende Wirkung und hilft deswegen bei Blutspucken, blutigem Durchfall und zu starker Menstruation. Darüber hinaus regt er Verdauung und Nierentätigkeit an, was für eine gesunde Ernährung wichtig ist.

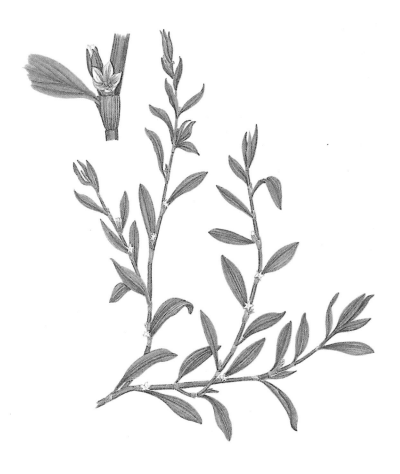

Vogelknöterich

Polygonum aviculare

Ernte: Saft und Kraut der Pflanze sollten im Spätsommer gewonnen werden, die Wurzel dagegen im Herbst.

WALNUSS – Bereits in der Antike galt der Walnussbaum als „königliches Gewächs". Der Baum blüht von April bis Mai, die Früchte reifen im Herbst. Die herabgefallenen Früchte sind von einer dicken grünen, braun gesprenkelten Hülle umgeben, die beim Anfassen braune Flecken auf der Haut hinterlässt. Das Innere der Walnuss ist ein Kern mit runzliger Oberfläche. Dieser Nusskern ist reich an nahrhaften Substanzen. Er enthält viel Vitamin B, Eiweiß und Fettstoffe. Als Heilmittel ist der Walnussbaum sehr wertvoll: Blätter, Rinde, Kätzchen, Saft, Knospen und Nussschalen - alles ist medizinisch nutzbar. Der Saft wird als Blutreinigungsmittel verwendet, die Knospen sind als Salbe gut bei Haarausfall und Schuppen. Die Kätzchen wirken gegen Blutungen aller Art und die Rinde ist ein wirkungsvolles Mittel gegen Würmer. Blätter und Nussschalen verhindern Infektionen und bekämpfen erfolgreich verschiedene Hautkrankheiten.

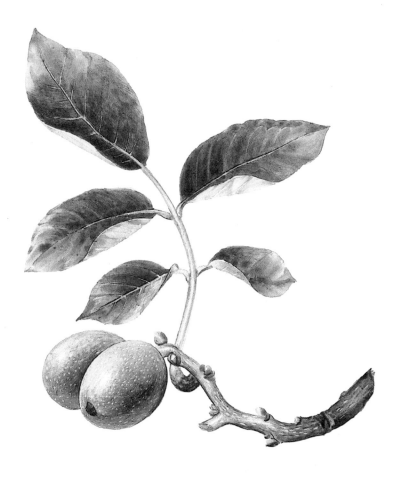

Walnuss

Juglans regia

Ernte: Rinde und Saft werden im Frühjahr gewonnen, ebenso Kätzchen und Knospen. Blätter dagegen im Frühsommer und die grünen Nussschalen nach dem Herabfallen.

WEGWARTE wird auch Zichorie genannt und ist unter diesem Namen wesentlich bekannter. Aus ihrer Wurzel wurde in Notzeiten Kaffeersatz, der Zichorienkaffee, gemacht. Die Wegwarte wird bis zu einem Meter hoch und ist, wie der Name schon sagt, besonders an Wegrändern zu finden. Sie trägt blaue Blüten, die sich nur bei Sonnenschein öffnen und sehr schnell verblühen. Ihre Heilwirkung macht sich besonders bei Appetitlosigkeit, gestörtem Galleabfluss und Leberstörungen bemerkbar. Beschwerden, die ihre Ursache in Stoffwechselstörungen haben, vergehen durch den Genuss der Wegwarte. Deshalb wird sie häufig bei Hautleiden und unreiner Haut angewendet.

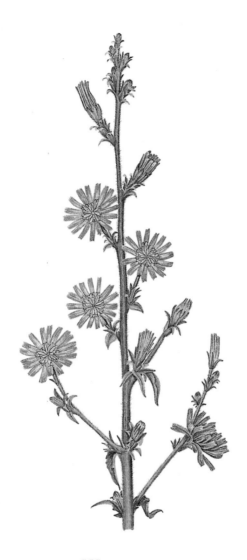

Wegwarte

Cichorium intybus

Ernte: Das blühende Kraut wird im Juli geerntet, die Wurzel gräbt man im Spätherbst aus. Beides wird an der Luft getrocknet.

KLEINBLÜTIGES WEIDENRÖSCHEN – Erst in der letzten Zeit hat es als Arzneipflanze wieder Bedeutung erlangt. Die Pflanze gehört zur Familie der Nachtkerzengewächse. Sie wird bis zu 80 cm hoch, hat lanzenähnliche Blätter und kleine hellviolette oder blassrosafarbene Blüten. Das Kleinblütige Weidenröschen wächst in Röhrichten, an Bach- und Flussufern sowie an Gräben. Der Tee dieser Heilpflanze lindert vor allem Prostatabeschwerden. Eine andere Wirkung hat das Waldweidenröschen (Großblütiges Weidenröschen), dessen Kraut gut gegen Kopfschmerzen, Migräne, Schlafstörungen und Frühjahrsmüdigkeit ist.

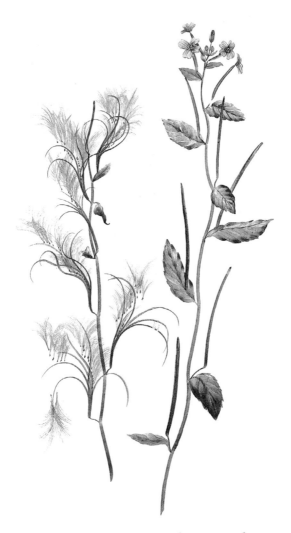

Kleinblütiges Weidenröschen

Epilobium parviflorum und andere

Ernte: Die oberen Teile der blühenden Pflanzen werden in den vom Frühjahr an abgeschnitten und an schattigen, gut belüfteten Plätzen getrocknet.

WEISSDORN gehört in die Familie der Rosengewächse. Er hat viele Namen wie Mehlbaum, Müllerbrot, Christ-, Hage- oder Heckdorn. Der Strauch, den man in der Nähe von Gebüschen und in hellen Laubwäldern findet, wird manchmal bis zu fünf Meter hoch. Der Weißdorn ist schon seit jeher als heilkräftige Pflanze anerkannt. Dabei werden in erster Linie die Blüten und Früchte verwendet, die herzwirksame Stoffe beinhalten. In der modernen Medizin wurde nachgewiesen, dass die Herzdurchblutung um 80 Prozent gesteigert wird. Weißdornpräparate haben bei Bluthochdruck, Herzmuskelschwäche und Durchblutungsstörungen des Gehirn den Vorteil, dass sie keine Nebenwirkungen haben.

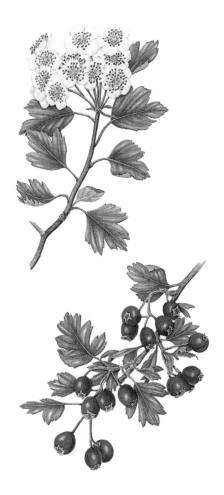

Weißdorn

Crataegus monogyna und laevigata

Ernte: Meiden Sie Weißdornhecken, die am Straßenrand stehen. Die Rinde sollte im Frühjahr geröstet werden und ist frisch und getrocknet zu verwendet. Die kleinen roten Früchte werden im Herbst gepflückt, während die Blüten am besten noch als Knospen gesammelt werden.

WIESENBÄRENKLAU mit seinen großen weißen Blütendolden und den lappigen, dicken und behaarten Blättern ist eine weit verbreitete und wohlbekannte Pflanze auf unseren Wiesen. Er gehört zur Familie der Doldengewächse und schmückt mit seinem großen Verwandten, dem Riesen-Bärenklau, auch viele Parkanlagen. Man findet den Wiesenbärenklau häufig auf fetten Wiesen, an Wegrändern, in Uferstaudenfluren, Gräben, Gebüschen oder Auwäldern, auf frischen und nährstoffreichen Böden. Der Pflanze wird eine anregende, blutdrucksenkende und verdauungsfördernde Wirkung zugeschrieben. Sie eignet sich, sofern sie noch jung und frisch ist, auch gut als Wildgemüse. Manche Menschen sind gegen Bärenklau allergisch und entwickeln – vor allem bei zu starker Sonneneinstrahlung – Hautausschläge. Das liegt an den im Bärenklau enthaltenen Furocumarinen.

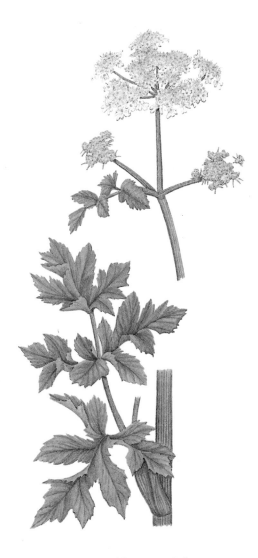

Wiesenbärenklau

Heracleum sphondylium

Ernte: Die jungen Blätter und Sprossen werden von April bis Oktober gesammelt.

WIESENGEISSBART ist auch unter den Namen Spierstrauch, Rüsterstaude oder Wiesenkönigin bekannt. Die ausdauernde Staude, die bis zu einem Meter hoch werden kann, ist oft rot überlaufen. Die Blätter sind unterbrochen gefiedert, dabei wechseln große und kleine Fiederblättchen miteinander ab. Die zahlreichen weißen Blüten stehen doldenförmig am Stängelende. Der Tee wird gegen Rheuma und Gicht verwendet und wirkt durch seine leicht harntreibende Wirkung auch blutreinigend. Bei einer Überdosierung kann es zu Magenbeschwerden und Übelkeit kommen. Den Wiesengeißbart findet man an Gräben und Bachufern. Er liebt moorige, feuchte Wiesen, auf denen er leicht zu erkennen ist. Seine Blütentriebe, die von Juni bis August weiß aufleuchten, überragen stets das Gras.*

---

* Er enthält das pflanzliche Aspirin (Salicin)

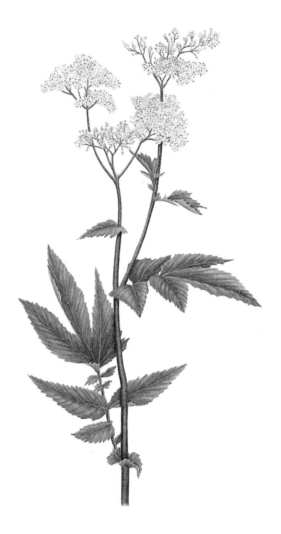

Wiesengeißbart

Filipendula ulmaria

Ernte: Die oberen Teile der Pflanze werden gesammelt, wenn sie voll erblüht ist. Die Temperatur beim Trocknen sollte 40 Grad Celsius nicht übersteigen.

ZINNKRAUT – Diese Pflanze, auch Ackerschachtelhalm oder Katzenschwanz genannt, treibt aus einem dünnen Wurzelstock im Frühjahr zuerst einen graubraunen Fruchttrieb; der unfruchtbare grüne Trieb erscheint später und gleicht einem Miniaturtannenbaum. Für Heilzwecke wird nur der getrocknete, grüne Trieb verwendet. Das Zinnkraut wirkt harntreibend und blutstillend. Es festigt außerdem das Lungengewebe und wirkt heilungsfördernd auf schlecht heilende Wunden.

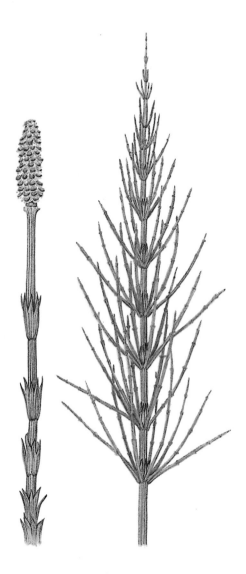

Zinnkraut

Equisetum arvense

Ernte: Gesammelt wird es am besten im Sommer.

IV.

Herz- und Kreislaufkrankheiten

Herz- und Kreislaufkrankheiten sind nachfolgend in alphabetischer Reihenfolge angeführt. Sie finden die vorgeschlagene Behandlungsmethode jeweils bei den einzelnen Krankheiten.

Im Anschluss an die jeweiligen Krankheiten können Sie bereits erzielte Behandlungserfolge mit Heilkräutern nachlesen. Dies soll Ihnen Mut machen, Ihre Erkrankung durch die Behandlung mit Heilkräutern zu lindern bzw. gänzlich zu verlieren.

Vorerst erhalten Sie noch einige Informationen über Herz und Kreislauf.

Wie funktioniert das Herz- und Kreislaufsystem?

Das Herz-Kreislauf-System ist der Antrieb unseres Körpers. Es versorgt den Organismus bis zur kleinsten Zelle mit lebenswichtigen Stoffen. Dies möglichst durch ein geschlossenes Kreislaufsystem: Der Körper nimmt durch die Luft Sauerstoff auf. In der Lunge trifft der Sauerstoff auf verbrauchtes, dunkelrotes Venenblut, das aus der rechten Herzkammer kommt. Die darin enthaltenen roten Blutkörperchen nehmen den Sauerstoff auf. Gleichzeitig geben sie Kohlendioxid und gasförmige Sauerstoffschlacken frei. Das durch den Austausch heller gewordene Blut fließt durch die Arterien in die linke Herzkammer. Von dort pumpt es das Herz nun zu den einzelnen Organen, Muskeln und Körperzellen. Diese entziehen dem Blut den Sauerstoff und geben ihm Kohlendioxid und Stoffwechselschlacken mit. Über die Venen fließt das wieder dunkel gewordene Blut zurück in die rechte Herzkammer und anschließend in die Lunge, um die nächste Ladung Sauerstoff aufzunehmen. Der Kreislauf schließt sich. Läuft dieser Kreislauf reibungslos ab, so ist der Körper gesund und kräftig, die Organe sind gut durchblutet.

Schon leichte Störungen der Durchblutung können Krankheiten auslösen, die sogar lebensbedrohend werden können. Die im Folgenden beschriebenen Krankheiten rühren alle von Störungen dieses Blutkreislaufs her und stehen auch untereinander in Zusammenhang.

Warum sind Herz und Kreislauf so stark belastet?

In den letzten Jahrzehnten hat die Zahl der Erkrankungen von Herz und Kreislauf stark zugenommen. Da helfen auch die medizinische Versorgung, der hohe Lebensstandard und unser allgemeiner Wohlstand nicht. Denn gerade in diesem Umstand liegt der Grund für die Zunahme der Herz- und Kreislaufschädigungen. Sie treten in zunehmendem Maße vor allem in der modernen Industriegesellschaft auf. Durch die Steigerung der Lebenserwartung muss auch das Antriebssystem des Körpers länger arbeiten, andererseits nutzt es sich durch unsere Lebensweise aber auch schneller ab.

Unsere Weise zu leben ist durchaus nicht gesund und natürlich. Wir haben die Rhythmen der Natur und ihre Kreisläufe außer Kraft gesetzt. Tages- und Jahreszeiten wie Klima und Temperaturwechsel beinhalten für uns keine gravierenden Unterschiede mehr.

Wir haben uns einen Wohlstand geschaffen, den man fälschlicherweise als Lebensqualität bezeichnet und der gekennzeichnet ist von Bequemlichkeit auf der einen, Hektik und Stress auf der anderen Seite. Wir leben unter Zwängen und Zeitdruck, hasten durch die Straßen der Städte und rasen über die Autobahnen unseres Landes. Dabei erwarten wir von unserem Körper, dass er funktioniert wie die Maschinen, die wir benutzen. Wir missachten die natürlichen Kreisläufe und sind verwundert, wenn unsere inneren Kreisläufe davon nicht unbeschadet bleiben. Dabei ist unser Kreislaufsystem extrem gefährdet. Hektik, falsche Ernährung, Bewegungsmangel, Gifte wie Alkohol und Nikotin und auch Wettereinflüsse setzen ihm zu.

Stoffwechselunregelmäßigkeiten wie überhöhte Blutfett- und Harnsäurewerte sind nur eine logische Folge. Auf dem Fundament dieser Störungen entwickeln sich dann weitere Erkrankungen: Bluthochdruck, Herzbeschwerden, Gefäßleiden. Das geschieht allerdings nicht plötzlich, sondern ganz allmählich, meist unbemerkt.

Wer rechtzeitig handelt, seine Lebensweise konsequent umstellt, sich gesund ernährt, seinen Körper abhärtet und Beschwerden mit natürlichen Heilmitteln therapiert, kann schwerwiegende Schäden an seinem Organismus vermeiden. Viele Krankheiten können dadurch geheilt werden. Am besten ist es natürlich, wenn man es durch eine gesunde Lebensweise erst gar nicht so weit kommen lässt.

LISTE DER ERKRANKUNGEN

Abgespanntsein

KLEINER SCHWEDENBITTER: Wer sich abgespannt und ausgelaugt fühlt, oft eine Begleiterscheinung langer Reisen und anstrengender Konferenzen, kann mit Hilfe der Schwedenkräuter schnell neue Lebensgeister wecken. Ein Schuss Kleiner Schwedenbitter mit etwas Wasser verdünnt, auf die Schläfen, die Stirn, über die geschlossenen Augenlider und hinter die Ohren gestrichen, führt rasch zu einer Besserung des Allgemeinbefindens. Ein Fläschchen Kleiner Schwedenbitter sollte deshalb in Reisegepäck und Aktenkoffer nicht fehlen.

SITZBÄDER: Die gleiche Menge Goldrute und Melisse gemischt, Zinnkraut und Thymian sind der ideale Badezusatz bei Abgespanntsein. Zwölf Stunden weicht man 100 g der Kräuter in einem Fünf-Liter-Eimer mit kaltem Wasser ein. Anschließend wird der Kaltansatz erwärmt und abgeseiht dem Badewasser zugegossen. Die Wanne darf dabei nur so viel Wasser fassen, dass die Nieren des Badenden bedeckt sind. Die Badedauer beträgt 20 Minuten. Anschließend nicht abtrocknen, sondern in einen Bademantel gehüllt im Bett eine Stunde nachschwitzen.

Allgemeinschwäche

ZINNKRAUT: Einen gehäuften Teelöffel Zinnkraut pro Tasse mit heißem Wasser abbrühen, eine halbe Minute ziehen lassen und schluckweise trinken. Man sollte täglich mindestens eine Tasse Zinnkraut-Tee trinken.

Angina pectoris

Dieser Krankheit liegt eine Unterversorgung des Herzmuskels zugrunde. Dazu kommt es, wenn das Herz mangelhaft durchblutet ist. Grund dafür ist eine Verengung der Herzkranzgefäße. Zu einer Verengung der Kranzgefäße kann es aufgrund einer Arterienverkalkung oder auch durch eine funktionelle Verkrampfung kommen.

Bei einem Angina-pectoris-Anfall hat der Patient starke Schmerzen in der Brust und verspürt eine Enge und ein Druckgefühl im Brustbereich, das bis zum linken Arm ausstrahlt. Ausgelöst werden können Anfälle von Angina pectoris durch hochgradige körperliche Überanstrengung, Nervosität und Hektik. Auch starke seelische Belastungen, Einwirkung von Giften wie Alkohol, Koffein und Nikotin, üppige Mahlzeiten und Wettereinflüsse können auslösende Faktoren sein.

Leidet der Patient unter den oben genannten Symptomen der Krankheit, sollte dies sehr ernst genommen werden, denn nicht selten ist die Angina pectoris Vorbote eines Herzinfarkts. Wenn zu den geschilderten Beschwerden auch noch Angstgefühl, Nervosität, Müdigkeit, Kribbeln in Rumpf und Armen kommen, besteht erhöhte Infarktgefahr.

Sie sollten gleich feuchtheiße Kompressen auf die Herzgegend legen und ansteigende Armbäder nach Kneipp (siehe Kapitel „Bäder und Güsse") machen.

Auf jeden Fall ist eine radikale Umstellung der Lebensweise erforderlich. Der Genuss unserer beliebten „Zivilisationsgifte" Alkohol, Nikotin und Koffein muss eingestellt werden. Üppige Mahlzeiten sollte man vermeiden und dabei für ausreichenden Schlaf und genügend Entspannung sorgen. Bei sitzender Tätigkeit muss für Ausgleich durch Sport und Gymnastik gesorgt werden. Übergewicht sollte abgebaut, Aufregung und Konflikte vermieden werden. Zur Entspannung kann autogenes Training durchgeführt werden. Nur wer durch eine Umgestaltung sein Leben und seine Krankheit in den Griff bekommt, kann mit Beschwerdefreiheit rechnen.

ARNIKA-ESSENZ: Bei Herzkranzgefäßverengungen wird die Herzgegend leicht mit Arnika-Essenz einmassiert. Es tritt sofort eine Beruhigung ein. Die Blütenblätter der Arnika werden aus den grünen Hüllkelchen herausgedreht und in eine Flasche gefüllt. Ist diese bis zu zwei Drittel angefüllt, gießt man 38–40%igen Kornbranntwein darüber und lässt die Flasche mindestens zwei Wochen in der Wärme stehen. Einen Teil der fertigen Essenz seiht man ab, den anderen Teil lässt man weiter auf den Blütenblättern stehen. Nach der ersten Abfüllung in kleinere Fäschchen kann man die große Flasche noch einmal mit Alkohol auffüllen. Der Arnika-Ansatz mit 75%igem Weingeist aus der Apotheke muss zur Hälfte mit abgekochtem, ausgekühltem Wasser verdünnt werden, um Hautentzündungen und Verletzungen vorzubeugen. Unverdünnt kann er zu Hautverätzungen führen.

SCHAFGARBE: Die Schafgarbe ist bei Angina pectoris besonders zu empfehlen, da sie bei Kreislaufstörungen und Gefäßerkrankungen ausgezeichnet hilft.

Einen gehäuften Teelöffel Schafgarbe pro Tasse mit heißem Wasser abbrühen, eine halbe Minute ziehen lassen, abseihen und schluckweise zwei Tassen pro Tag trinken.

WEISSDORN: Einen gehäuften Teelöffel Weißdorn (verwendet werden Blätter und Blüten) pro Tasse mit heißem Wasser abbrühen, eine halbe Minute ziehen lassen, abseihen und schluckweise über den Tag verteilt zwei Tassen Tee trinken.

WEISSDORN-ESSENZ: Man füllt frisch gepflückte Blüten und Beeren, von beiden die gleiche Menge, in eine Flasche und übergießt sie mit 38-40%igem Kornbranntwein. Die Flasche muss mindestens zwei Wochen in der Wärme stehen bleiben. Von der Essenz nimmt man täglich vier bis zehn Tropfen ein.

HERZ-WEIN: In einen Liter naturreinen Wein schüttet man zehn frische Petersilienstängel samt Blätter, ein bis zwei Esslöffel reinen Weinessig und lässt das Ganze zehn Minuten auf kleiner Flamme sieden. Man seiht den Wein ab und verrührt ihn mit 300 g echtem Bienenhonig. Pro Tag nimmt man zwei bis drei Esslöffel dieses Herz-Weins. Bei der Entscheidung, welchen Wein man dazu benutzt, weißen oder roten, kann man sich vom eigenen Geschmack leiten lassen.

KLEINER SCHWEDENBITTER: Mehrmals täglich sollte man die Herzgegend mit unverdünntem Kleinen Schwedenbitter einmassieren.

HAUSMITTEL: Bei starken Krämpfen hilft ein altes Bauernmittel. Man erhitzt alten, vergorenen Most bis zum Siedepunkt und nimmt ihn dann von der Flamme. In den erhitzten Most taucht man Tücher und legt diese, so heiß man sie ertragen kann, über beide Arme. Die wärmende Wirkung des Mostes, verbunden mit der Fruchtsäure, zieht das Blut vom Herzen weg. Das Gefäß- und Nervensystem wird günstig beeinflusst und der Krampf gelöst.

Heilerfolge

Angina pectoris

... von Ihren Tee-Zusammensetzungen trinke ich folgende Mischung mit bestem Erfolg: laufend Brennnessel, Schafgarbe, Weidenröschen und Weißdorn. Für meine Angina pectoris steht auch der Mistel-Tee laufend auf meiner Tagesordnung. Ich fühle mich mit Hilfe dieser Tees sehr wohl. Da ich vor Jahren an der Prostata operiert wurde, trinke ich jeden Tag zusätzlich ein bis zwei Tassen Kleinblütiges Weidenröschen. Dank diesem Tee fühle ich mich ganz ohne Beschwerden. Daneben trinke ich kurzfristig ab und zu Salbei-Tee und im kalten Ansatz Kalmus-Tee ...
Ferdinand Schulze, Deutschlandsberg

... bei Angina pectoris halfen Schafgarbe und Ehrenpreis gegen den erhöhten Cholesterinspiegel. Sie sind, liebe Frau Treben, für viele Leute ein Gottesgeschenk ...
Elvira Schrader, Gaal

Arteriosklerose (Arterienverkalkung)

Die Arteriosklerose ist eine der häufigsten Zivilisationskrankheiten. „Krankheit" ist dabei jedoch nicht immer der richtige Ausdruck. Denn bei der Arteriosklerose handelt es sich zunächst nur um eine ganz normale Altersveränderung. Was sie zur tödlichen Krankheit machen kann, ist ungewöhnlich frühes oder besonders schmerzhaftes Auftreten von Arterienverkalkung. Die Arterienverkalkung ist vererbbar.

Der Beginn dieser Krankheit kann bereits in der Jugend eines Menschen liegen. Am Anfang steht eine leichte Stoffwechselstörung im betroffenen Blutgefäß. Wenn sich an dessen Wand immer mehr Cholesterin, Kalk sowie andere Fette und Eiweiße ablagern, werden elastische Fasern zerstört. Die Arterienwand verhärtet sich. Damit geht die Fähigkeit des Gefäßes verloren, sich je nach der gerade fließenden Blutmenge zu erweitern oder zu verengen. Die Arterie wird zur starren Röhre, die Durchblutung ist gestört.

Akut lebensgefährlich können die Komplikationen der Arterienverkalkung dann sein, wenn es zum völligen Gefäßverschluss kommt. Je nach Lage der betroffenen Arterie, ob im Gehirn, in den Herzkranzgefäßen, der Aorta, in der Niere oder im Bein, kann es zu Schlaganfall, Herzinfarkt, Schrumpfniere oder Raucherbein kommen.

Symptome des Leidens können Schwächezustände, Herzbeschwerden, Kopfschmerzen und Schlaflosigkeit sein. Doch müssen auch im fortgeschrittenen Stadium keine Beschwerden auftreten, was die Arteriosklerose oft schwer erkennbar macht.

Deshalb müssen auch vage Hinweise ernst genommen werden. Verwirrtheit oder Vergesslichkeit bei alten Menschen können etwa ein Indiz für Hirnarteriosklerose sein.

Die der Arteriosklerose zugrunde liegenden Stoffwechselstörungen kommen natürlich nicht aus heiterem Himmel. Jeder Mensch hat es in der Hand, das Risiko für die Krankheit zu vermindern. Denn es gibt eine Reihe von Risikofaktoren, die das Auftreten des Leidens begünstigen. Dies sind vor allem Bluthochdruck, erhöhte Blutfettwerte, Übergewicht, körperliche oder psychische Belastungen, Rauchen sowie Bewegungsmangel. Auch Krankheiten wie Gicht, Infektionen, Allergien, Zuckerkrankheit und Vergiftungen begünstigen die Verkalkung.

Die beste Therapie ist daher – wie bei nahezu allen Erkrankungen des Herz-Kreislauf-Systems – die Vorbeugung. Es kommt auf eine gesunde Lebensweise an, die die Risikofaktoren ausschaltet.

Doch auch nach einer Erkrankung besteht noch Aussicht auf Hilfe. Die Wiederherstellung erkrankter Gefäße ist zwar nicht möglich, doch sind bei vernünftiger Lebensweise zumindest die Beschwerden abbaubar. Dazu gehört vor allem die Vermeidung einer Überernährung, indem man fettarme, möglichst vegetarische Kost zu sich nimmt. Gesunde Bewegung durch Spaziergänge und Gymnastik sowie der Verzicht auf das Rauchen sind unabdingbar. Unterstützend sollten kalte Wickel, Luft- und Teilbäder durchgeführt werden. Auch Heilfasten oder Tees aus Knoblauch, Weißdorn, Blasentang, Ackerschachtelhalm, Hohlzahn und Mistel haben sich bewährt.

BÄRLAUCH-ESSENZ: Viermal täglich zehn bis zwölf Tropfen Bärlauch-Essenz, mit etwas Wasser verdünnt, beugen der Arterienverkalkung vor. Man füllt eine Flasche mit klein geschnittenen Bärlauchblättern oder -zwiebeln, übergießt die Kräuter mit 38–40%igem Kornbranntwein und lässt die Flasche zwei Wochen in der Wärme stehen.

EHRENPREIS: Ehrenpreis vermindert und verhütet Arterienverkalkung. Einen gehäuften Teelöffel Ehrenpreis pro Tasse mit heißem Wasser abbrühen, eine halbe Minute ziehen lassen, abseihen und schluckweise ein bis zwei Tassen pro Tag trinken. Man sollte in jedem Jahr eine Zeit lang Ehrenpreis-Tee trinken, um so der Arterienverkalkung vorzubeugen. Zinnkraut und Ehrenpreis vermengt, wirkt als Vorbeugung gegen Arterienverkalkung (siehe Misch-Tee).

MISTEL: Zwölf Stunden weicht man einen gehäuften Teelöffel Mistel pro Tasse in kaltem Wasser ein. Anschließend wird der Kaltansatz leicht angewärmt und abgeseiht. Über den Tag verteilt trinkt man vorsorglich zwei bis drei Tassen Tee. Praktischerweise füllt man die Tagesration in eine angewärmte Thermoskanne.

WEISSDORN: Einen gehäuften Teelöffel Weißdorn (verwendet werden Blätter und Blüten) pro Tasse mit heißem Wasser abbrühen, eine halbe Minute ziehen lassen, abseihen und schluckweise über den Tag verteilt zwei Tassen Tee trinken.

WEISSDORN-ESSENZ: Man füllt frisch gepflückte Blätter und Beeren, von beiden die gleiche Menge, in eine Flasche und übergießt sie mit 38–40%igem Kornbranntwein. Die Flasche muss mindestens zwei Wochen in der Wärme stehen bleiben. Von der Essenz nimmt man täglich vier bis zehn Tropfen ein.

MISCH-TEE: Man mischt die gleiche Menge Ehrenpreis und Zinnkraut und trinkt den Misch-Tee zur Verhütung von Arterienverkalkung. Einen gehäuften Teelöffel dieser Kräutermischung pro Tasse mit heißem Wasser abbrühen, eine halbe Minute ziehen lassen, abseihen und schluckweise ein bis zwei Tassen pro Tag trinken. Als Vorsorgemaßnahme kann man diesen Tee unbedenklich das ganze Jahr über trinken, eine Tasse pro Tag genügt.

Bluthochdruck

Bei ständigem Bluthochdruck wird das Blut zu heftig durch den Körper gepumpt. Dabei können das Herz, die Blutadern oder die Organe geschädigt werden. Da aber der Körper die Blutdruckerhöhungen von Anfang an ausgleichen will, kommt das Krankheitsbild „Bluthochdruck" erst allmählich zum Ausbruch. Bluthochdruck liegt dann vor, wenn der am Arm gemessene arterielle Blutdruck einen Wert von 160/95 mm Hg übersteigt.

Bluthochdruck kann allerdings sowohl Krankheit als auch nur Symptom anderer Krankheiten sein. Bei einem Fünftel der Patienten wird er durch Nieren, Stoffwechsel oder Gefäßerkrankungen hervorgerufen. Dazu zählen Arterienverkalkung, Gicht, Diabetes, Fettsucht oder Nierenentzündung. Erst wenn mit Sicherheit kein derartiges Leiden vorliegt und der Blutdruck immer sehr hoch ist, kann man von der Krankheit „Bluthochdruck" sprechen.

Die meisten Betroffenen merken zu Beginn nichts. Allmählich klagen sie dann aber über Kopfschmerzen und Leistungsabfall. Sie haben Herzklopfen, können nicht einschlafen und manchmal erschreckt sie Atemnot. Auch Nasenbluten oder Sehstörungen können auf Bluthochdruck hindeuten, ebenso ein Angina-pectoris-Anfall.

Eindeutige Ursachen für Bluthochdruck hat die Wissenschaft noch nicht herausgefunden. Nur in zehn Prozent der Fälle ist die Ursache der Krankheit bekannt. Es handelt sich dabei um die so genannte „Essentielle Hypertonie", die meist nach dem 40. bis 50. Lebensjahr auftritt und Frauen häufiger befällt als Männer. Sie wird auf Veranlagung und Umwelteinflüsse zurückgeführt. Bekannt ist auch, dass hoher Kochsalzverbrauch das Leiden verschlimmert. Bei vielen Patienten wird die Krankheit aufgrund der unmerklichen Gewöhnung erst bei Routineuntersuchungen bekannt.

Bluthochdruck ist ein bedeutender Risikofaktor für viele Herzerkrankungen, ebenso wie Nikotin oder Übergewicht. Übergewicht ist oft eine Voraussetzung für hohen Blutdruck. Mehr als

50 % der an Bluthochdruck leidenden Menschen haben Übergewicht. So kann sich ein Teufelskreis der Risikofaktoren ergeben,
der mit Herzinfarkt enden kann. Man sollte bei dieser Krankheit
auf Kaffee und Zigaretten verzichten, die körperliche Belastung
muss gering gehalten werden. Bei der Ernährung sind wenig Fett
und wenig Salz angeraten; wer Übergewicht hat, muss dies unbedingt durch eine Diät reduzieren. Tees aus Olivenblättern, Mistel
oder Knoblauch unterstützen diese Maßnahmen. Auch nach einer
Normalisierung des Blutdrucks sollte man diese Regeln einhalten.

Ein frühes Erkennen der Krankheit ist besonders wichtig, da
Spätfolgen wie Gefäßveränderungen, Herzinfarkt oder Schlaganfall auftreten können. Man sollte daher den Blutdruck regel-
mäßig messen.

Bärlapp-Kissen: Zu hoher Blutdruck kann von einer Über-
funktion der Nieren kommen. Man füllt einen Kissenbezug
mit 100 bis 300 g getrocknetem Bärlapp, je nach Größe der zu
behandelnden Körperpartie, und liegt über Nacht auf diesem
„Heilkissen". Noch wirkungsvoller ist natürlich ein Kissen mit
frischem Bärlapp, das man sich auch vorsorglich auf die Nieren
legen kann, um Blutdruckveränderungen vorzubeugen.

Hirtentäschel: Einen gehäuften Teelöffel Hirtentäschel auf
eine Tasse mit heißem Wasser abbrühen, eine halbe Minute ziehen lassen und schluckweise täglich zwei Tassen Tee trinken. Das
Hirtentäschel ist eine phänomenale Heilpflanze, weil sie nicht nur
den hohen Blutdruck senkt, sondern auch den niedrigen hebt.

Mistel: Gleiches gilt für die Mistel, auch sie hilft bei hohem und
niedrigem Blutdruck. Ein gehäufter Teelöffel Mistel wird für zwölf
Stunden in ¼ Liter Wasser eingeweicht, das entspricht einer Tasse
Tee. Anschließend wird der Kaltauszug leicht angewärmt, abgeseiht
und schluckweise getrunken. Im Kampf gegen den hohen Blutdruck trinkt man über den Tag verteilt drei Tassen Mistel-Tee.

HAUSMITTEL: Man tränkt ein kleines, handliches Frotteetuch mit kaltem Wasser, es sollte feucht sein, aber nicht triefen, und legt es sich über Nacht auf das Herz. Darüber kommen eine Plastikfolie und ein trockenes Handtuch als Wärmeschutz.

Ein anderes probates Hausmittel ist Wasser-Treten. Man beginnt 15-mal mit jedem Fuß im kaltem Wasser zu treten. Mit der Zeit steigert man dies auf 30-mal und reduziert dann langsam wieder auf 15-mal. Das heißt, täglich 15-mal Wassertreten, langsam steigern und nach einer gewissen Zeit wieder reduzieren. Auch Tau-Treten, barfuß im taunassen Gras laufen, ist eine großartige Möglichkeit.

REISDIÄT: Eine Diät mit Naturreis ist sehr gut geeignet, den Blutdruck zu senken. Die Verwendung von Naturreis garantiert eine umfassende Versorgung mit allen wichtigen Nährstoffen bei der Diät. Mit geschältem Reis durchgeführt, würde sie Mangelerscheinungen zur Folge haben. Naturreis enthält nämlich 9,5-mal mehr Mineralbestandteile als geschälter Reis.

Naturreis kann sowohl einen zu hohen Blutdruck senken als auch einen niedrigen Blutdruck heben. Schon ohne die Einnahme zusätzlicher Mittel genügt eine Diät aus Naturreis, Topfen (Quark) und Salaten, um den Blutdruck zu regeln.

Heilerfolge

Bluthochdruck

... durch einen Zufall bekam ich Ihr interessantes Kräuterbuch in die Hände. Seit drei Wochen trinke ich täglich Mistel-Tee und mein zu hoher Blutdruck hat sich ganz erheblich gebessert, so dass ich keine Tabletten mehr nehmen muss ...

Doris Schmidke, Bad Salzungen/ehem. DDR

... durch die Ratschläge in Ihrem Buch habe ich eine wunderbare Heilung erfahren, wofür ich mich herzlich bedanke. Mein hoher Blutdruck ist durch den Mistel-Tee normal geworden ...
 Wilfried Habe, Bergen

... die Mistelkur, die Sie bei Bluthochdruck empfehlen, hat meine Mutter angewendet. Sie litt Tag für Tag morgens unter starken Kopfschmerzen, die bereits am zweiten Tag der Kur verschwunden waren. Jetzt, nach zwei Wochen Mistelkur, ist auch der Bluthochdruck wieder normal ...
 Susanne Steiner, Kirchstetten

... ich litt längere Zeit an hohem Blutdruck. Die vielen Tabletten halfen sehr wenig, damit habe ich mir nur den Magen verdorben. Zufällig bekam ich Ihr goldenes Buch „Heilkräuter aus dem Garten Gottes" in die Hände. Da habe ich nach Ihrem Rat Mistel getrunken und diese Heilpflanze hat geholfen. Den Magen habe ich mit Schafgarbe ausgeheilt. Ich lebe in Polen. Ihr Hinweis und die Hilfe mit Mistel bei hohem Blutdruck wurde in unserem Wochenblatt mit einem Abdruck der Mistel veröffentlicht. Ich wünsche Ihnen Gottes Segen ...
 Lena Szmainta, Poniszowice/Polen

Blutdruck (niedrig)

Man spricht von einem zu niedrigen Blutdruck bei Messwerten unter 110/80 mm Hg (Männer) bzw. 100/80 mm Hg (Frauen). Im Alter liegen die Grenzen noch höher, weil der Organismus einen höheren Blutdruck braucht, um dieselben Arbeiten zu verrichten. Es lassen sich drei Formen des niedrigen Blutdrucks unterscheiden (Mischformen sind möglich):

a) Abfall des Blutdrucks während der Nacht:
 Der Blutdruck eines jeden Menschen sinkt in der Nacht ein wenig ab. Unter dem nächtlichen Blutdruckabfall, der sich in

Benommenheit und Verwirrtheit zeigt, leiden vor allem ältere Menschen.

b) permanent niedriger Blutdruck:
Ständiger niedriger Blutdruck führt zu verminderter Leistungsfähigkeit, Müdigkeit, Antriebsmangel und Konzentrationsschwäche.

c) Abfall des Blutdrucks im Stehen:
In diesem Fall sinkt der Blutdruck nur beim plötzlichen Aufstehen. Der Puls steigt gleichzeitig, da das Herz versucht, den Niedergang auszugleichen.

Ursachen dieser Formen sind Störungen in der Regulierung des Kreislaufs, die zu einer Mangeldurchblutung des Gehirns führen. Zu niedrige Blutzuckerwerte verstärken die Effekte. Die Leistungsfähigkeit lässt nach, Schwindelanfälle, Ohnmacht und Mattigkeit können folgen. Sehr häufig ist der niedrige Blutdruck auch bei Kindern im Schulalter; vor allem, wenn das Kind am Morgen kein oder nur ein zu hastig verschlungenes Frühstück bekommt.

Im Gegensatz zum Bluthochdruck ist niedriger Blutdruck aber relativ ungefährlich. Dennoch erhöht er bei einer Schwangerschaft das Risiko von Frühgeburten oder Schädigungen des Embryos. Es ist vor allem Schwangerschaftsgymnastik in diesem Fall hilfreich. Überhaupt geht jede Behandlung darauf hinaus, den Kreislauf und den Blutdruck „anzukurbeln".

Natürliche Heilmittel können bei niedrigem Blutdruck sehr erfolgreich sein. Dazu gehören Mittel und Methoden wie Atemgymnastik, Kneippgüsse, morgendliche Turnübungen, Bürstenmassagen und vor allem Kreislauftraining: vom Sport an frischer Luft bis zum Erholungsurlaub. Übrigens: Der oft als Gift für die Gesundheit verschmähte Kaffee ist erlaubt. Eine Tasse am Morgen kann oft Wunder wirken.

HIRTENTÄSCHEL: Einen gehäuften Teelöffel Hirtentäschel auf eine Tasse mit heißem Wasser abbrühen, eine halbe Minute ziehen lassen, abseihen und schluckweise täglich zwei Tassen Tee trinken. Das Hirtentäschel ist eine phänomenale Heilpflanze, weil sie nicht nur den hohen Blutdruck senkt, sondern auch den niedrigen hebt.

MISTEL: Ein gehäufter Teelöffel Mistel wird zwölf Stunden in ¼ Liter Wasser eingeweicht, das entspricht einer Tasse Tee. Anschließend wird der Kaltauszug leicht angewärmt, abgeseiht und schluckweise getrunken. Im Kampf gegen den niedrigen Blutdruck trinkt man täglich drei Tassen Mistel-Tee. Praktischerweise füllt man die Tagesration in eine angewärmte Thermoskanne.

REISDIÄT: Eine Diät mit Naturreis ist sehr gut geeignet, den Blutdruck zu regeln. Die Verwendung von Naturreis garantiert eine umfassende Versorgung mit allen wichtigen Nährstoffen bei der Diät. Mit geschältem Reis durchgeführt, würde sie Mangelerscheinungen zur Folge haben. Naturreis enthält nämlich 9,5-mal mehr Mineralbestandteile als geschälter Reis. Bei diesem wird nämlich nicht nur die äußere Zelluloseschicht entfernt, sondern auch das für die Ernährung wertvolle Silberhäutchen und der Keimling. Naturreis kann sowohl einen zu hohen Blutdruck senken als auch einen niedrigen Blutdruck heben. Schon ohne die Einnahme zusätzlicher Mittel genügt eine Diät aus Naturreis, Topfen (Quark) und Salaten, um den Blutdruck zu regeln.

Cholesterinspiegel (erhöht)

EHRENPREIS: Erhöhten Cholesterinspiegel senkt man mit Ehrenpreis-Tee.

Einen gehäuften Teelöffel Ehrenpreis pro Tasse mit heißem Wasser abbrühen, eine halbe Minute ziehen lassen, abseihen und schluckweise zwei Tassen Tee pro Tag trinken.

Durchblutungsstörungen

a) Durchblutungsstörungen der Arterien

Wenn sich die Füße kalt anfühlen, Wadenschmerzen auftreten und der Puls im Fuß nicht mehr tastbar ist, ist das ein deutliches Alarmsignal.

Durchblutungsstörungen der Beinarterien werden auch als „Raucherbein" bezeichnet, weil die häufigste Ursache dieses schleichenden Gefäßverschlusses das Rauchen ist. Nikotin fördert die Ablagerung von Fett und Kalk an den Gefäßwänden, mit all den lebensbedrohlichen Folgen. Durchblutungsstörungen können sich bis zum akuten Arterienverschluss ausweiten, der an blassen, stark schmerzenden oder gefühllosen Beinen zu erkennen ist. Risikofaktoren für arterielle Durchblutungsstörungen sind: Rauchen, Erfrierungen, Infektionen, Fehlernährung, Zuckerkrankheit, Fettstoffwechselstörungen, Bluthochdruck und Gicht.

Das beste Mittel ist die Vorbeugung, die Stärkung des Organismus, auch und vor allem durch Naturheilmittel, sowie eine gesunde Lebensweise, die die Risikofaktoren abbaut. Durchblutungsstörungen in den Beinen sind durch Spaziergänge, Fußrollen und temperaturansteigende Arm- und Fußbäder zu lindern. Die Ernährung ist auf das Ziel Gewichtsabnahme auszurichten und sollte weniger als 60 Gramm Fett täglich umfassen.

b) Durchblutungsstörungen der Venen

Neben den arteriellen Durchblutungsstörungen gibt es auch venöse Störungen. Durch die Venen muss das Blut zum Herzen zurückfließen. Dies ist Schwerstarbeit für das Herz, weil beispielsweise im Stehen das Blut gegen die Schwerkraft transportiert werden muss. Daher ist Bewegung gesund: Der Gebrauch der Beinmuskeln unterstützt den Transport des Blutes (Sport betreiben), ebenso wie ausreichende Atemtätigkeit. Umgekehrt wird der Blutfluss bei Bewegungsmangel verringert, Durchblutungsstörungen wie etwa ein Blutstau können entstehen.

Wenn einer Durchblutungsstörung der Venen nicht entgegengewirkt wird, kann das Leiden chronisch werden, da die Venen bis an die Grenze ihrer Belastbarkeit erweitert werden. Die Gefäßwand verändert sich und verdickt sich an ihrer inneren Schicht. Sie verliert ihre Elastizität und kann sich unterschiedlichen Blutmengen nicht mehr anpassen. Die Venenerweiterung kann zu Krampfadern führen. Da das Blut langsamer fließt, treten Gerinnsel auf, die die Vene verschließen können. Eine Thrombose entsteht auf diese Weise.

Der Teufelskreis: Gefäßablagerungen – Gerinnsel – langsamerer Blutstrom – neue Ablagerungen – neue Gerinnsel ist nur durch eine Förderung der Durchblutung zu durchbrechen. Bewegung und Wasseranwendungen nach Kneipp sind dabei wesentlich. Bei Behandlung mit natürlichen Mitteln bestehen gute Heilungschancen für venöse Durchblutungsstörungen. Aber: Ständige Vorbeugung ist nötig. Diese Störungen heilen nicht einfach wie andere Krankheiten, sie können immer wieder neu auftauchen. Richtige Ernährung und Bewegungstherapie sind ständig fortzuführen. Alkohol und Nikotin sind verboten. Spazierengehen, Gymnastik, Rohkost, Wasser-Treten, Unterschenkelgüsse, Brust-Leib-Wickel, Atemübungen, Trockenbürsten sowie temperaturansteigende Bäder (siehe Kapitel „Bäder, Güsse, Wickel") haben sich bewährt.

Behandlung bei Durchblutungsstörungen:

BEINWURZ-VOLLBAD: 500 g getrocknete Beinwurzblätter oder ein Fünf-Liter-Eimer mit frischen Kräutern werden zwölf Stunden in kaltem Wasser eingeweicht. Danach wird der Kaltansatz erwärmt, abgeseiht und dem Badewasser zugegossen. Das Herz des Badenden muss dabei außerhalb des Wassers sein. Die Badedauer beträgt 20 Minuten, anschließend nicht abtrocknen, sondern in einen Bademantel gehüllt im Bett eine Stunde nachschwitzen.

BRENNNESSEL-FUSSBAD: Ein Fünf-Liter-Eimer frischer Stängel und Blätter der Brennnessel wird zwölf Stunden in kaltem Wasser eingeweicht. Danach wird der Kaltansatz erwärmt und dem Wasser des Fußbades zugegossen. Die Kräuter werden nicht abgeseiht, die Badedauer beträgt 20 Minuten.

BRENNNESSEL-VOLLBAD: Für zwölf Stunden werden 200 g getrocknete oder ein Fünf-Liter-Eimer frische Brennnesseln (Stängel und Blätter) in kaltem Wasser eingeweicht. Anschließend wird der Kaltansatz angewärmt, abgeseiht und in das Badewasser gegossen. Das Herz des Badenden muss dabei außerhalb des Wassers liegen. Die Badedauer beträgt 20 Minuten, anschließend nicht abtrocknen, sondern nur in einen Bademantel gehüllt im Bett eine Stunde nachschwitzen.

BRENNNESSEL-WASCHUNGEN: Ein Fünf-Liter-Eimer mit frischen Stängeln und Blättern der Brennnessel wird zwölf Stunden in kaltem Wasser eingeweicht. Danach wird dieser Kaltansatz angewärmt. Mit diesem Brennnessel-Absud wäscht man die betroffenen Körperpartien, wie beispielsweise die Herzgegend bei Herzkranzgefäßverengungen, und massiert sie dabei leicht.

RINGELBLUMEN-SALBE: In einer Pfanne erhitzt man 250 g reines Schweinefett und schüttet eine gehäufte Handvoll Ringelblumen (Blätter, Blüten und Stängel) in das heiße Fett. Man lässt das Ganze einmal aufschäumen, rührt kräftig um und nimmt die Pfanne vom Herd. Zugedeckt über Nacht auskühlen lassen. Am nächsten Tag wird die Pfanne noch einmal leicht erwärmt, ihr Inhalt durch ein sauberes Leinentuch passiert, die Blätter, Blüten und Stängel werden ausgepresst und die so gewonnene Salbe in verschließbare Gläser abgefüllt.

WEISSDORN: Einen gehäuften Teelöffel Weißdorn (verwendet werden Blätter und Blüten) pro Tasse mit heißem Wasser abbrühen, eine halbe Minute ziehen lassen, abseihen und schluckweise über den Tag verteilt zwei Tassen Tee trinken.

WEISSDORN-ESSENZ: Man füllt frisch gepflückte Blüten und Beeren, von beiden die gleiche Menge, in eine Flasche und übergießt sie mit 38–40%igem Kornbranntwein. Die Flasche muss mindestens zwei Wochen in der Wärme stehen bleiben. Von der so gewonnenen Essenz nimmt man täglich vier bis zehn Tropfen ein.

KLEINER-SCHWEDENBITTER-UMSCHLAG: Die Haut der betreffenden Körperpartie streicht man dick mit Schweinefett oder Ringelblumen-Salbe ein, damit der Alkohol des Kleinen Schwedenbitters der Haut nicht das Fett entzieht. Ein geeignet großer Wattebausch oder ein Stück Zellstoff wird mit Kleinem Schwedenbitter beträufelt und aufgelegt. Diese Auflage fixiert man mit einer Binde oder einem Leinentuch und lässt den Umschlag, je nach Verträglichkeit, zwei bis vier Stunden einwirken.

Heilerfolge

Durchblutungsstörungen

... vor geraumer Zeit traf ich eine Nachbarin, die kaum mehr laufen konnte. Alle paar Minuten musste sie wegen schwerer Durchblutungsstörungen in den Beinen stehen bleiben. Sollte nichts mehr anschlagen, müssten beide Beine abgenommen werden, sagte eine Ärztin im Krankenhaus zu dieser Kranken. Ich machte die Frau auf Ihr Buch aufmerksam, sie begann mit täglichen Fußbädern aus frischen Brennnesseln. Nach drei Monaten war sie in der Lage, ohne Schmerzen wieder stundenlang zu laufen. Die durchgeführten ärztlichen Untersuchungen waren erfreulich, von einer Amputation war keine Rede mehr. Sie können sich vorstellen, wie überglücklich meine Nachbarin ist ...
Irmgard Ronneburger, Marl

Ermüdung

BRENNNESSEL-KUR: Ermüdungs- und Erschöpfungszustände sind eine Alterserscheinung, hervorgerufen durch einen Eisenmangel im Körper. Hilfe verspricht die eisenhaltige, frische Brennnessel. Eine vierwöchige Teekur im Frühjahr und im Herbst fördert die Leistungsfähigkeit. Eine Handvoll frischer Brennnesselblätter und -stängel pro Tasse mit heißem Wasser abbrühen, eine halbe Minute ziehen lassen, abseihen und schluckweise trinken. Man trinkt morgens eine halbe Stunde vor dem Frühstück schluckweise eine Tasse Tee. Über den restlichen Tag verteilt zwei weitere Tassen. Praktischerweise füllt man die Tagesration in eine angewärmte Thermosflasche. Den Tee trinkt man ohne Zucker, empfindliche Gaumen können den Geschmack mit etwas Kamille oder Pfefferminze verfeinern.

Erschöpfung

BRENNNESSEL: Erschöpfungszustände wie auch Ermüdungserscheinungen und Leistungsabfall sind oft das Ergebnis von Eisenmangel im Körper. Wirksame Besserung verspricht die eisenhaltige, frische Brennnessel. Eine vierwöchige Teekur im Frühjahr und im Herbst sorgt für eine rasche Wiederkehr der Lebensgeister.

Eine Handvoll frische Brennnesselblätter und -stängel pro Tasse mit heißem Wasser abbrühen, eine halbe Minute ziehen lassen, abseihen und schluckweise trinken.

Die Kur beginnt täglich mit einer Tasse Brennnessel-Tee eine halbe Stunde vor dem Frühstück. Der Tee wird schluckweise getrunken, über den restlichen Tag verteilt trinkt man schluckweise zwei weitere Tassen frischen Brennnessel-Tee. Praktischerweise füllt man seine Tagesration in eine angewärmte Thermoskanne.

KAMILLEN-VOLLBAD: Für ein Bad benötigt man vier Handvoll Kamillenblüten, die man mit heißem Wasser abbrüht, ziehen lässt und abgeseiht dem Badewasser zugießt. Die Wanne darf nur so viel Wasser fassen, dass das Herz des Badenden außerhalb des Wassers bleibt. Die Badedauer beträgt 20 Minuten. Nach dem Bad nicht abtrocknen, sondern in einen Bademantel gehüllt eine Stunde im Bett nachschwitzen.

Heilerfolge

Erschöpfung
... durch Zufall habe ich Ihr wunderbares Kräuterbuch kennengelernt und sofort mit einer Brennnessel-Kur begonnen. Ich fühle mich wunderbar erfrischt. Meine Beine schmerzen nicht mehr und auch die Schmerzen im Rücken haben nachgelassen ...
Linda Deppe, Grandcour/Schweiz

Füße (kalt)

KALMUS-FUSSBAD: Für zwölf Stunden weicht man ca. 100 g Kalmuswurzeln in kaltem Wasser ein. Danach wird der Kaltansatz erwärmt, fünf Minuten ziehen gelassen, abgeseiht und dem heißen Wasser für ein Fußbad zugegossen. Die Badedauer beträgt 20 Minuten.

Gefäßkrampf

BÄRLAPP-KISSEN: Man füllt einen Kissenbezug mit 100 bis 250 g getrocknetem Bärlapp, näht ihn zu und legt ihn über Nacht auf.

SCHAFGARBE: Einen gehäuften Teelöffel Schafgarbe pro Tasse mit heißem Wasser abbrühen, eine halbe Minute ziehen lassen, abseihen und schluckweise bis zu drei Tassen Tee am Tag trinken.

Gefäßverengung

BRENNNESSEL-BAD: Gefäßverengungen lassen sich mit Brennnessel-Bädern ausheilen. Für zwölf Stunden weicht man frische Brennnesseln (Blätter und Stängel) in fünf Liter kaltem Wasser ein. Anschließend wird der Kaltansatz erwärmt. Die Kräuter bleiben im Badewasser. Die Badedauer beträgt 20 Minuten.

Herzasthma

BÄRLAPP: Einen gehäuften Teelöffel Bärlapp pro Tasse mit heißem Wasser abbrühen, eine halbe Minute ziehen lassen, abseihen und schluckweise pro Tag (morgens) eine Tasse Tee trinken, nicht mehr.

KLEINER SCHWEDENBITTER: Mit dem Bärlapp-Tee nimmt man pro Tasse einen Teelöffel Kleinen Schwedenbitter ein. Äußerlich macht man tagsüber einen Umschlag mit Kleinem Schwedenbitter auf die Leber.

Zunächst wird die Haut mit Ringelblumen-Salbe eingestrichen, damit der Alkohol des Kleinen Schwedenbitters der Haut nicht das Fett entzieht. Anschließend beträufelt man einen geeignet großen Wattebausch mit Kleinem Schwedenbitter und legt ihn auf die eingestrichene Haut. Als Wärmeschutz legt man darüber eine Lage trockene Watte und eine Plastikfolie. Mit einem warmen Tuch wird der Umschlag fixiert. Der Schwedenbitter-Umschlag sollte vier Stunden lang einwirken.

RINGELBLUMEN-SALBE: Die Salbe wird aus Kräutern und Schweinefett hergestellt. Vier Handvoll frische Blätter, Blüten und Stängel der Ringelblume werden klein geschnitten. In einer Pfanne erhitzt man 250 g reines Schweinefett, schüttet die klein geschnittenen Kräuter dazu und lässt das Ganze einmal aufschäumen. Fett und Kräuter werden gut verrührt und von der Herdplatte genommen. Abgedeckt lässt man die Mischung einen Tag stehen. Danach wird sie leicht erwärmt, durch ein Leinentuch gefiltert, die Rückstände werden ausgepresst und die so gewonnene Salbe in kleinere, verschraubbare Gefäße abgefüllt.

ZINNKRAUT-UMSCHLAG: Über Nacht legt man anstelle des Schwedenbitter-Umschlags einen Zinnkraut-Dunstumschlag auf.

Eine gehäufte Handvoll Zinnkraut wird in einem Sieb über einen Topf mit kochendem Wasser gehängt. Durch den aufsteigenden Wasserdampf wird das Zinnkraut heiß. Man kippt den Siebinhalt in ein sauberes Leinentuch und legt es auf die Leberpartie. Mit einem warmen Tuch wird der Umschlag abgebunden.

Herzbeschwerden

Eine einfache Herzschwäche zeigt sich in ungenügender Pumpleistung des Herzens. Die Ursachen dafür können sein: Herzmuskelschaden, Bluthochdruck, chronische Bronchitis, Herzklappenfehler, Herzrhythmusstörungen und Stoffwechselerkrankungen (Fettsucht, Magersucht, Diabetes, Kaliummangel, Alkoholismus).

Wenn eine Herzschwäche besteht, obwohl keine organischen Schäden vorhanden sind, ist die Ursache dafür meistens Stress. Eine Überlastung des Herzens zeigt sich in unterschiedlichen Symptomen. Meist beginnt es mit Atemnot bei der Arbeit. Das Herz klopft, Schwindel setzt ein und die Pulszahl erhöht sich. Das Gesicht und die Lippen werden blau, die Knöchel können anschwellen, besonders am Abend. In der Nacht verstärken sich Harndrang und Husten.

Wer an einer Herzschwäche leidet, sollte unbedingt auf Alkohol verzichten, Überanstrengung vermeiden und sich mit viel Obst gesund ernähren. Wenn die Herzschwäche von Stress herrührt, sollte man auf ausreichend Bewegung und Entspannung achten.

HERZ-WEIN: In einem Topf erwärmt man einen Liter naturreinen Wein (ob man dabei roten oder weißen Wein verwendet, bleibt dem persönlichen Geschmack überlassen) mit zwei Esslöffeln feinem Weinessig und zehn frischen Petersilienstängeln mit Blättern. Man lässt das Ganze etwa zehn Minuten lang sieden, der Wein darf dabei schäumen, aber nicht sprudeln. Man seiht den Wein ab und verrührt ihn mit ca. 300 g echtem Bienenhonig. Den Herz-Wein füllt man in Flaschen. Von dem Herz-Wein trinkt man zwei bis drei Esslöffel am Tag.

SCHLÜSSELBLUME: Die Schlüsselblume gilt als herzstärkendes Mittel. Innerlich wird sie als Tee angewendet. Einen gehäuften Teelöffel Schlüsselblume pro Tasse mit heißem Wasser abbrühen, eine halbe Minute ziehen lassen, abseihen und schluckweise ein bis zwei Tassen Tee am Tag trinken.

SCHLÜSSELBLUMEN-WEIN: Bei Herzbeschwerden aller Art hat sich auch der Schlüsselblumen-Wein als hilfreiches Heilmittel erwiesen. Mit frisch gepflückten Schlüsselblumenblüten füllt man eine Glasflasche und übergießt sie mit herbem Weißwein. Die Flasche stellt man drei Wochen in die Sonne. Sobald Herzbeschwerden auftauchen, nimmt man einen Schluck des Schlüsselblumen-Weines.

WEISSDORN: Einen gehäuften Teelöffel Weißdorn (Blätter und Blüten) pro Tasse mit heißem Wasser abbrühen, eine halbe Minute ziehen lassen, abseihen und täglich zwei Tassen Tee trinken.

WEISSDORN-ESSENZ: Man füllt frisch gepflückte Blüten und Beeren, von beiden die gleiche Menge, in eine Flasche und übergießt sie mit 38–40%igem Kornbranntwein. Die Flasche muss mindestens zwei Wochen in der Wärme stehen bleiben. Von der Essenz nimmt man täglich vier bis zehn Tropfen ein.

WEISSDORN-SALBE: In einer Pfanne erhitzt man 250 g reines Schweinefett und schüttet 250 g Weißdornblüten und -blätter in das heiße Fett. Man lässt das Ganze einmal aufschäumen, rührt kräftig um und nimmt die Pfanne vom Herd. Zugedeckt über Nacht auskühlen lassen. Am nächsten Tag wird die Pfanne noch einmal leicht erwärmt, der Inhalt durch ein sauberes Leinentuch passiert, die Blüten und Blätter werden ausgepresst und die so gewonnene Salbe in verschließbare Gläser gefüllt. Die Salbe massiert man einmal täglich im Uhrzeigersinn um die Herzgegend ein.

Herzerweiterung

Wird ein Herzmuskel besonders stark belastet, verstärkt er sich, bis er der Anstrengung nicht mehr gewachsen ist und erschlafft. Dies führt zu einer Erhöhung der Blutmenge im Herzen und schließlich zu dessen Erweiterung. Eine Herzerweiterung macht sich bemerkbar durch Atemnot, Herzklopfen, Angstgefühle und eine gestörte Blutverteilung im Körper.

Zur Behandlung der Herzerweiterung empfiehlt sich vegetarische und salzarme Ernährung sowie Tees zur Herzmuskelstärkung. Hervorragend wirken Ganzwaschungen, Oberkörperwaschungen, leichte Güsse und Wechselfußbäder zur Kreislaufanregung.

ODERMENNIG: Einen gehäuften Teelöffel Odermennig pro Tasse mit heißem Wasser abbrühen, eine halbe Minute ziehen lassen, abseihen und schluckweise dreimal täglich eine Tasse Tee trinken.

Herzinfarkt

Beim Herzinfarkt handelt es sich um das Absterben von Herzmuskelgewebe durch Blutleere. Die Ursache dafür ist ein Verschluss von Herzkranzgefäßen, die das Herz versorgen. Wenn das Herz zu viel arbeiten muss und schlecht durchblutet ist, kommt es zum Infarkt. Beim völligen Verschluss eines Kranzgefäßes kommt es zum „großen" Infarkt, der meist tödlich endet.

Ist jedoch nur ein Gefäßast verschlossen, kann der Infarkt leichter verlaufen. Auch ein Angina-pectoris-Anfall, wenn er länger dauert, kann zum Herzinfarkt führen.

MISCH-TEE: Der Herzinfarkt ist leider schon lange nicht mehr alleine eine Krankheit, mit der nur Manager rechnen müssen. Die nachfolgende Kräutermischung hat sich als äußerst erfolgreich bei allen Herz- und Kreislaufbeschwerden erwiesen.

Folgende Kräuter werden gründlich miteinander vermischt:

10 g	Anserine	10 g	Irländisches Moos
10 g	Arnika	10 g	Kalmuswurzel
10 g	Bibernellwurzel	10 g	Klette
10 g	Blasentang	10 g	Löwenzahn
10 g	Bohnenschalen	20 g	Mate-Tee
10 g	Erdrauch	10 g	Melisse
10 g	Faulbaumrinde	20 g	Mistel
10 g	Gartenraute	10 g	Quecke
10 g	Hauhechel	10 g	Schafgarbe
10 g	Herzgespann	10 g	Vogelknöterich
10 g	Hirtentäschel	30 g	Weißdorn
10 g	Hohlzahn	10 g	Zinnkraut

Zwölf Stunden weicht man einen gehäuften Teelöffel dieser Kräutermischung in einer Tasse mit kaltem Wasser ein. Anschließend wird der Kaltansatz erwärmt und abgeseiht. Pro Tag trinkt man morgens und abends eine Tasse dieses Misch-Tees, den man mit etwas Honig süßen darf. Praktischerweise füllt man seine Tagesration in eine angewärmte Thermoskanne.

Herzklopfen

Bei vielen Menschen ergeben sich diese Beschwerden wie Herz-stechen, Herzklopfen und Herzflattern aus beruflicher und fami-liärer Überforderung. Oft wird unter solcher Belastung aus lauter Unruhe und Nervosität auch noch mit dem Rauchen begonnen, was dem Herzen dann zusätzliche Schwierigkeiten bereitet. Man kann dem Leiden am besten begegnen, indem man versucht, die körperliche und seelische Belastung abzubauen. Wer Überge-wicht hat, sollte dies mit leichter, kalorienarmer, ballaststoff- und vitaminreicher Kost abbauen. Der Kreislauf muss durch Bewe-gung trainiert werden, denn eine bessere Durchblutung bedeutet mehr Sauerstoff für die Körperzellen und eine bessere Versor-gung für das Herz.

BALDRIAN-BAD: Zwei- bis dreimal in der Woche sollte man ein Baldrian-Bad vor dem Einschlafen nehmen. Das fertige Bade-extrakt ist in Apotheken und Drogerien erhältlich. Das Wasser sollte die Temperatur von 37 Grad Celsius haben. Man bleibt zehn Minuten im Wasser, die Pulse bleiben außerhalb des Was-sers. Nach dem Bad wäscht man sich kalt ab.

SCHLAF- UND BERUHIGUNGSTEE: In Stresssituationen trinkt man zusätzlich (um einen Zustand der Ruhe zu erreichen) einen Schlaf- und Beruhigungstee.

Dazu mischt man folgende Kräuter:

20 g	Engelwurz	10 g	Lavendel
10 g	Rosmarin	20 g	Hopfen
30 g	Melisse	10 g	Tausendgüldenkraut

Von dieser Mischung nimmt man ein bis zwei Teelöffel pro Tasse und überbrüht sie heiß. Man lässt das Ganze 10 bis 15 Minuten ziehen und trinkt den Tee dann langsam und möglichst warm.

MISTEL: Ein gehäufter Teelöffel Mistel wird zwölf Stunden in einer Tasse mit kaltem Wasser eingeweicht. Danach wird der Kaltansatz erwärmt und abgeseiht. Über den Tag verteilt trinkt man schluckweise drei Tassen Tee. Praktischerweise füllt man seine Tagesration in eine Thermoskanne.

WEISSDORN: Einen gehäuften Teelöffel Weißdorn (verwendet werden Blätter und Blüten) pro Tasse mit heißem Wasser abbrühen, eine halbe Minute ziehen lassen, abseihen und schluckweise über den Tag verteilt zwei Tassen Tee trinken.

WEISSDORN-ESSENZ: Man füllt frisch gepflückte Blüten und Beeren, von beiden die gleiche Menge, in eine Flasche und übergießt sie mit 38–40%igem Kornbranntwein. Die Flasche muss mindestens zwei Wochen in der Wärme stehen bleiben. Von der Essenz nimmt man täglich vier bis zehn Tropfen ein.

Herzkranzgefäßerweiterung

BÄRLAUCH-SAFT: Bei Erkrankungen der Herzkranzgefäße streicht man die Herzgegend mit frischem Bärlauch-Saft ein. Die frischen Blätter werden gewaschen und entsaftet.

WEISSDORN: Einen gehäuften Teelöffel Weißdorn (verwendet werden Blätter und Blüten) pro Tasse mit heißem Wasser abbrühen, eine halbe Minute ziehen lassen, abseihen und schluckweise über den Tag verteilt zwei Tassen Tee trinken.

WEISSDORN-ESSENZ: Man füllt frisch gepflückte Blüten und Beeren, von beiden die gleiche Menge, in eine Flasche und übergießt sie mit 38–40%igem Kornbranntwein. Die Flasche muss mindestens zwei Wochen in der Wärme stehen bleiben. Von der Essenz nimmt man täglich vier bis zehn Tropfen ein.

Herzkranzgefäßverengung

ARNIKA-ESSENZ: Bei Herzkranzgefäßverengungen und nervösen Herzbeschwerden massiert man die Herzgegend leicht mit Arnika-Essenz ein. Der Patient wird sofort eine Beruhigung verspüren.

Die Blütenblätter der Arnika werden aus den grünen Hüllkelchen herausgedreht und in eine Flasche gefüllt. Ist diese bis zu zwei Drittel angefüllt, gießt man 38–40%igen Kornbranntwein darüber und lässt die Flasche mindestens zwei Wochen in der Wärme stehen. Einen Teil der fertigen Essenz seiht man ab, den anderen Teil lässt man weiter auf den Blütenblättern stehen. Nach der ersten Abfüllung in kleinere Fläschchen kann man die große Flasche noch einmal mit Alkohol auffüllen. Der Arnika-Ansatz mit 75%igem Weingeist aus der Apotheke muss zur Hälfte mit abgekochtem, ausgekühltem Wasser verdünnt werden, um Hautentzündungen und -verletzungen vorzubeugen. Unverdünnt kann er zu Hautveränderungen führen.

BRENNNESSEL: Man brüht vier gehäufte Teelöffel Brennnesseln mit einem Liter heißem Wasser ab, eine halbe Minute ziehen lassen, abseihen und mit dem lauwarmen Absud die Herzgegend waschen und dabei gleichzeitig leicht massieren.

Heilerfolge

Herzkrankgefäßverengung

... ein herzliches Vergeltsgott und all seinen Segen für Sie, liebe Maria Treben, die durch ihr Buch so viel geholfen hat. Sollte ich in Österreich in Ihrer Nähe sein, bekommen Sie einen dicken Blumenstrauß. Ich habe eine Herzkranzgefäßverengung. Ich sollte mich mit einer Bypass-Operation vertraut machen, sagte der Arzt. Ich bekam Nitroglyzerin-Tabletten und musste oft sprühen. In 1.500 Meter Höhe bei unserem Urlaub in Südtirol fühlte ich mich sehr wohl und brauchte keine Tabletten, aber daheim wurde es so arg, dass ich das Schlimmste befürchtete. Ich nahm wieder ein, dazu die furchtbaren Kopfschmerzen bis zur Gewöhnung des Präparates und daneben die viele Arbeit. Ich wusste nicht mehr ein noch aus. Da gab mir meine Schwester Ihre Schwedenkräuter. Ich trank Brennnessel-Tee, drei Tassen täglich, und gab jedesmal einen Teelöffel voll Schwedenbitter dazu. Meine Anfälle haben sich auf einen im Vierteljahr reduziert. In diesem Fall befeuchte ich die Herzgegend und die Atemwege mit dem lauwarmen Brennnessel-Absud, nehme einen Esslöffel voll Schwedenbitter ein und sofort entkrampft sich alles. Seit zwei Jahren nehme ich keine Tabletten mehr und sprühe auch nicht mehr ...

Barbara Kaufmann, Ennepetal

Herzmuskelentzündung

Die Herzmuskelentzündung ist eine Begleit- oder Folgeerscheinung von Infektionskrankheiten. Dabei ist sowohl ein akutes Auftreten wie auch ein chronisches Leiden möglich. Die Entzündung wird durch einen Virus hervorgerufen. Sie macht sich bemerkbar durch ein Engegefühl in der Herzgegend, Brechreiz, Herzklopfen, Atemnot und das Gefühl, schwer krank zu sein. Ist die Krankheit allerdings chronisch, so ist sie durch allgemeine Herzbeschwerden gekennzeichnet. Es gibt bei dieser Erkrankung keinen einheitlichen Verlauf, sondern verschiedene Schweregrade. Danach richtet sich auch die Behandlung durch den Arzt.

Auf jeden Fall müssen plötzliche Belastungen wegen der Lebensgefahr bei der Herzmuskelentzündung unbedingt vermieden werden. Eine virusbedingte Herzmuskelentzündung heilt meist von alleine innerhalb weniger Monate. Zur Unterstützung der Heilung sollte man eine Diät einhalten und Wasseranwendungen nach Kneipp durchführen.

Nach dem Abklingen sollte man Naturheilmittel einsetzen. Das oberste Ziel dieser Behandlungen ist, die Abwehrkräfte des Körpers zu verbessern, um gegen zukünftige Entzündungen gefeit zu sein. Zu diesem Zweck empfehlen sich Tees, Wasseranwendungen und Diät als wesentliche Bestandteile der Therapie. Saftfasten dient der erhöhten Ausscheidung und dem Schwinden der Atemnot. Die völlige Heilung wird nach einigen Wochen durch kochsalzarme und flüssigkeitsarme Ernährung gefördert. Ansteigende Armbäder zur Herzmuskeldurchblutung sowie durchblutungsfördernde Bürstenmassagen und eine Klimakur im Mittelgebirge versprechen den endgültigen Erfolg.

SCHLÜSSELBLUME: Einen gehäuften Teelöffel Schlüsselblume pro Tasse mit heißem Wasser abbrühen, etwa eine halbe Minute ziehen lassen, abseihen und schluckweise zwei bis drei Tassen Tee am Tag trinken.

Herzmuskelschaden

Blässe, Ohnmachtsanfälle und Angstzustände zeugen von einem Herzmuskelschaden. Er ist meist die Folge von Entzündungen und schlechter Ernährung. Weitere Symptome dieser Krankheit sind eine Erhöhung des Pulses, Schwindel, Beklemmung und Husten in der Nacht, auch vermehrter Harndrang kann darauf hinweisen. Die Beschwerden beginnen meist mit Atemnot bei

Anstrengungen. Herzmuskelschäden beeinträchtigen die gesamte Kreislauf- und Herztätigkeit.

Zu empfehlen ist salzarme, möglichst vegetarische Kost und wie bei nahezu allen Herzproblemen Ruhe, keine Aufregung. Waschungen, Güsse und Teilbäder helfen, ebenso Wasser-Treten und Wechselfußbäder nach Kneipp. Tee von Weißdorn wirkt harntreibend und entlastet daher das Herz.

FRAUENMANTEL: Einen gehäuften Teelöffel Frauenmantel pro Tasse mit heißem Wasser abbrühen, eine halbe Minute ziehen lassen, abseihen und schluckweise zwei bis drei Tassen Tee am Tag trinken.

Äußerlich benutzt man den Frauenmantel-Absud für Waschungen der Herzgegend. Dazu überbrüht man vier gehäufte Teelöffel Frauenmantel mit einem Liter heißem Wasser, eine halbe Minute ziehen lassen, abseihen und mit massierenden Bewegungen die Herzgegend waschen.

Herzrhythmusstörung

Wenn das Herz nicht über 40 Schläge in der Minute hinauskommt, ist die Gefahr von Blutgerinnseln gegeben. Letztendlich sind dadurch auch Gefäßverschlüsse im Hirn möglich. Die Ursache von Herzrhythmusstörungen sind Narben im Herzmuskel, wie sie beispielsweise nach einer Herzmuskelentzündung zurückbleiben. Es gibt allerdings auch harmlose Störungen, etwa ein schneller schlagendes Herz bei Fieber (zehn Schläge mehr pro Grad). In diesem Fall ist der Störung leichter zu begegnen, wenn der Körper so gut trainiert ist, dass das Herz eine kurzzeitige Mehrbelastung vertragen kann. Das erreicht man durch ein permanentes Herz- und Kreislauf-Training mit viel Bewegung, Trockenbürsten, Wasseranwendungen und Atemübungen.

MISTEL: Ein gehäufter Teelöffel Mistel wird zwölf Stunden in einer Tasse mit kaltem Wasser eingeweicht. Danach wird der Kaltansatz erwärmt und abgeseiht. Pro Tag trinkt man schluckweise drei Tassen Mistel-Tee. Praktischerweise füllt man seine Tagesration in eine angewärmte Thermoskanne.

Herzschaden

MISCH-TEE: Folgende Kräuter werden gründlich miteinander vermischt:

10 g	Anserine	10 g	Irländisches Moos
10 g	Arnika	10 g	Kalmuswurzel
10 g	Bibernellwurzel	10 g	Klette
10 g	Blasentang	10 g	Löwenzahn
10 g	Bohnenschalen	20 g	Mate-Tee
10 g	Erdrauch	10 g	Melisse
10 g	Faulbaumrinde	20 g	Mistel
10 g	Gartenraute	10 g	Quecke
10 g	Hauhechel	10 g	Schafgarbe
10 g	Herzgespann	10 g	Vogelknöterich
10 g	Hirtentäschel	30 g	Weißdorn
10 g	Hohlzahn	10 g	Zinnkraut

Zwölf Stunden weicht man einen gehäuften Teelöffel dieser Kräutermischung in einer Tasse mit kaltem Wasser ein. Anschließend wird der Kaltansatz erwärmt und abgeseiht. Pro Tag trinkt man morgens und abends eine Tasse, mit etwas Honig gesüßt. Praktischerweise füllt man seine Tagesration in eine angewärmte Thermoskanne.

Herzschwäche

Hier wendet man dieselben Heilkräuterrezepte wie unter dem Stichwort „Herzbeschwerden" an.

Herzwassersucht

MAIS: Einen gehäuften Teelöffel Maisbart pro Tasse mit heißem Wasser abbrühen, eine halbe Minute ziehen lassen, abseihen und alle zwei bis drei Stunden einen Esslöffel von diesem Tee trinken. Nicht süßen!

TAUBNESSEL: Einen gehäuften Teelöffel Weiße oder Gelbe Taubnessel pro Tasse mit heißem Wasser abbrühen, eine halbe Minute ziehen lassen, abseihen und schluckweise vormittags eine Tasse Tee trinken.

ROSMARIN-WEIN: Pfarrer Kneipp empfahl bei Herzwassersucht als heilendes Mittel den Rosmarin-Wein. Er wirkt allgemein beruhigend und darüber hinaus auf die Ausscheidungen durch den Urin. Man schneidet eine Handvoll Rosmarin möglichst klein und gibt dies in eine Flasche. Das Ganze gießt man mit einem guten, gelagerten Weißwein auf. Nach einem halben Tag schon kann man den Rosmarin-Wein abgießen. Man trinkt ihn morgens und abends.

Krampfadern

Krampfadern nennt man die unter der Haut gut sichtbaren, meist bläulichen, oft fingerdicken Erweiterungen der Venen, wie sie vor allem an den Beinen auftreten. Die brennenden oder stechenden Schmerzen strahlen bis zu den Füßen hinab. Die Ursache für Krampfadern ist ein Blutstau in den oberflächlichen Venen. Das teilweise gerinnende Blut drückt auf die ohnehin sehr dünnwandigen Venen und dehnt sie. Stoffwechselstörungen, häufiges Stehen, enge Kleidung und Übergewicht fördern das Auftreten dieser Krampfadernpakete; eine vererbte Bindegewebsschwäche liegt meist mit zugrunde.

Venenentzündungen, Thrombosen und Beingeschwüre können als Komplikationen auftreten. Ebenso kann sich Wasser im betreffenden Bein ansammeln (Ödembildung). Wer unter Krampfadern leidet, sollte so häufig wie möglich seine Beine hochlegen. Für die Betroffenen ist es ratsam, elastische Binden oder Stützstrümpfe zu tragen. Auch Massagen, Unterkörperwaschungen, Gymnastik und Spazierengehen sind hilfreich. Man sollte auf eine gute Verdauung achten und sich viel mit Rohkost ernähren. Rosskastanienextrakte gelten als wirkungsvolle Naturheilmittel gegen Krampfadern.

BEINWURZ-SITZBAD: 200 g frische oder getrocknete Beinwurzblätter werden zwölf Stunden in fünf Liter kaltem Wasser eingeweicht. Danach wird der Kaltansatz erwärmt, abgeseiht und dem Badewasser zugegossen. Die Wanne muss so viel Wasser fassen, dass die Nieren des Badenden bedeckt sind. Die Badedauer beträgt 20 Minuten. Anschließend nicht abtrocknen, sondern in einen Bademantel gehüllt im Bett eine Stunde nachschwitzen.

ODERMENNIG-SALBE: Mit der Salbe aus Odermennig streicht man täglich die von Krampfadern gezeichneten Waden ein.

In einer Pfanne wird 250 g reines Schweinefett erhitzt. In das heiße Fett schüttet man zwei gehäufte Handvoll klein geschnittener Blätter, Blüten und Stängel, lässt noch einmal aufschäumen, umrühren und vom Feuer nehmen. Zugedeckt lässt man die Pfanne über Nacht auskühlen. Am nächsten Tag wird das Ganze noch einmal erwärmt und durch ein sauberes Leinentuch passiert; die Kräuterrückstände auspressen und die so gewonnene

Salbe in verschließbare Gefäße abfüllen. Die Rückstände (die im Tuch verbliebenen Blätter, Blüten und Stängel) kann man sofort als Umschlag auf die Waden legen; mit der Salbe werden die Waden täglich dick eingestrichen.

RINGELBLUMEN-SALBE: Die Ringelblumen-Salbe ist ebenso wie die Odermennig-Salbe ein sehr rasch wirkendes Mittel gegen Krampfadern. In einer Pfanne erhitzt man 250 g reines Schweinefett und schüttet zwei gehäufte Handvoll Ringelblumen (Blätter, Stängel und Blüten) in das heiße Fett. Man lässt das Ganze aufschäumen, rührt kräftig um und nimmt die Pfanne vom Herd. Zugedeckt über Nacht auskühlen lassen. Am nächsten Tag wird die Pfanne noch einmal leicht erwärmt, ihr Inhalt wird durch ein sauberes Leinentuch passiert, die Blätter, Stängel und Blüten werden ausgepresst und die so gewonnene Salbe in verschließbare Gefäße abgefüllt. Aus den Rückständen der Ringelblumen-Salbe kann man noch zusätzlich einen Umschlag machen, der um die Waden gebunden wird und täglich erneuert werden muss.

TAUBNESSEL-UMSCHLAG: Wadenwickel mit dem Absud der Weißen oder Gelben Taubnessel helfen gegen schmerzende Krampfadern. Drei gehäufte Teelöffel Taubnesseln werden mit ½ Liter heißem Wasser abgebrüht, eine halbe Minute ziehen lassen, mit dem Absud Tücher befeuchten und als warme Umschläge um die Waden legen.

Heilerfolge

Krampfadern

... ich habe in diesem Jahr über zehn Pfund Ringelblumen-Salbe hergestellt. Eine Nachbarin, 88 Jahre alt, hatte durch Krampfadern so schlimme Beine, dass ein alter, erfahrener Arzt sagte, so etwas habe er noch nicht gesehen. Beide Beine waren geschwollen und schillerten in

allen Farben. Sie konnte nachts vor Schmerzen nicht schlafen. Als der Arzt sah, dass die Ringelblumen-Salbe half, sagte er, die sei besser als alle Salben, die er kenne. Die Nachbarin ist ganz glücklich, dass durch die Salbe wieder neue Haut wuchs. Meine Familie und ich wünschen Ihnen einen gesegneten Lebensabend ...
    Irene Krossmann, Duisburg

... die Ringelblumensalbe hat mir nach zwei-, dreimaligem Einmassieren bei Krampfadern geholfen ...
    Getrud Mohn, Mauterndorf

Kreislaufschwäche

Eine Kreislaufschwäche äußert sich durch Schwindel und Schweißausbrüche, manchmal kann es sogar zur Ohnmacht kommen. Der Grund ist das Absinken des Blutdruckes. Dies führt besonders in aufrechter Körperhaltung zu einer Minderdurchblutung des Gehirnes.

Eine Störung des Kreislaufs muss nicht gefährlich sein. Sie kann auch schon nach Überanstrengung, Verwundungen oder seelischer Erschütterung eintreten. In diesen Fällen hilft es schon, wenn man sich hinlegt und die Beine hochlagert. Dadurch fließt das Blut wieder besser in den Kopf.

Wenn jedoch die Anpassungsfähigkeit des Kreislaufes gestört ist, kommt es häufiger und ohne besondere Auslöser zu den oben erwähnten Beschwerden. Dies ist vor allem bei älteren Menschen mit Arteriosklerose der Fall, aber auch bei jüngeren mit chronisch labilem Kreislauf. Diesen Menschen sei eine längere Behandlung ihrer Kreislaufschwäche anempfohlen. Dazu eignen sich vor allem Waschungen, Wechselbäder und Trockenbürsten zur Kreislaufanregung sowie Güsse, Wechselfußbäder und kalte Armbäder nach Kneipp. Man unterstützt diese Maßnahmen durch eine salzarme Diät mit viel Gemüse und den entsprechenden Tees.

Misch-Tee: Zur Kräftigung von Herz und Kreislauf wird folgende Teemischung empfohlen:

10 g	Anserine	10 g	Irländisches Moos
10 g	Arnika	10 g	Kalmuswurzel
10 g	Bibernellwurzel	10 g	Klette
10 g	Blasentang	10 g	Löwenzahn
10 g	Bohnenschalen	20 g	Mate-Tee
10 g	Erdrauch	10 g	Melisse
10 g	Faulbaumrinde	20 g	Mistel
10 g	Gartenraute	10 g	Quecke
10 g	Hauhechel	10 g	Schafgarbe
10 g	Herzgespann	10 g	Vogelknöterich
10 g	Hirtentäschel	30 g	Weißdorn
10 g	Hohlzahn	10 g	Zinnkraut

Zwölf Stunden weicht man einen gehäuften Teelöffel dieser Kräutermischung in einer Tasse mit kaltem Wasser ein. Anschließend wird der Kaltansatz erwärmt und abgeseiht, mit einem Teelöffel Honig gesüßt und schluckweise morgens und abends eine Tasse getrunken.

Warme Kognakmilch: Dieses Getränk eignet sich gut zur Anregung des Kreislaufs. Man benötigt dazu ¼ Liter Milch, ¼ Zitronenschale (ungespritzt), ein Eigelb, 10 g Zucker und drei Esslöffel Kognak. Man erwärmt die Milch mit der Zitronenschale und gießt sie anschließend durch ein Sieb. Dann gibt man Eigelb, Zucker und Kognak dazu und schlägt das Ganze mit einem Quirl über gelindem Feuer schaumig. Das Getränk wird heiß getrunken.

Kreislaufstörungen

MISTEL: Die Mistel ist eine großartige Heilpflanze und hilft bei allen Herz- und Kreislaufbeschwerden. Ihre universelle Heilkraft macht es möglich, dass sie sowohl hohen Blutdruck senkt als auch niedrigen Blutdruck hebt.

Zwölf Stunden weicht man einen gehäuften Teelöffel Mistel in einer Tasse kaltem Wasser ein. Anschließend wird dieser Kaltansatz erwärmt, abgeseiht und schluckweise getrunken. Pro Tag sollte man drei Tassen Tee trinken. Praktischerweise füllt man die Tagesration in eine angewärmte Thermosflasche.

SCHAFGARBE: Einen gehäuften Teelöffel Schafgarbe pro Tasse mit heißem Wasser abbrühen, eine halbe Minute ziehen lassen, abseihen und schluckweise zwei Tassen pro Tag trinken.

KLEINER SCHWEDENBITTER: Kleiner Schwedenbitter reinigt das Blut und fördert den Kreislauf. Vorsorglich sollte man morgens und abends je einen Teelöffel Kleinen Schwedenbitter, mit Wasser oder Tee verdünnt, zu sich nehmen. Je nach Schwere der Kreislaufstörungen kann man die Dosis auf drei Teelöffel bis zu zwei bis drei Esslöffel auf eine halbe Tasse Kräutertee erhöhen, die man zur Hälfte eine halbe Stunde vor und nach den Mahlzeiten schluckweise trinkt.

HAUSMITTEL: Man tränkt ein kleines, handliches Frotteetuch mit kaltem Wasser; es sollte feucht sein, aber nicht vor Nässe triefen und legt es sich über Nacht auf das Herz. Darüber kommen eine Plastikfolie und ein trockenes Handtuch als Wärmeschutz.

Heilerfolge

Kreislaufstörungen

... zunächst machte mir mein Kreislauf zu schaffen, dann kam eine Herzerkrankung dazu und als ob das nicht genug wäre, erkrankte ich auch an der Schilddrüse und an der Galle. Ich war völlig am Boden. Mit 56 Jahren musste ich in Frühpension gehen. Nach einem Jahr in ärztlicher Behandlung sagte ich mich von allen Medikamenten los und handelte nur noch nach Rezepten aus Ihrem Buch, das ich durch Zufall in die Hände bekam. Ihren Schwedenbitter würde ich vergolden. Ich möchte Ihnen vielmals und herzlich danke sagen für die großartige Hilfe ...
Anneliese Huber, Rottenmann

... ich stehe beruflich sehr im Stress und habe nebenbei Haus, Garten und Vieh zu versorgen. Da bleibt wenig Zeit zum Entspannen. Ich entschloss mich zu einer Mistelkur aus Ihrem Buch. Ich musste feststellen, dass ich mich in meiner Leistungskraft wesentlich gestärkt fühle ...
Susanne Mader, Welzow/ehem. DDR

... Ich hatte jahrelang Kreislaufstörungen. Jedes Jahr hatte ich einige Male Grippe, meist mit Kollaps. Die Mistel hat auch bei mir ein Wunder vollbracht, mir geht es jetzt gut und ich habe keine Grippe mehr. Natürlich auch keinen Kollaps mehr. Jedes Jahr mache ich zweimal eine Mistelkur ...
Elisabeth Gajo, Untermünkheim

Mattigkeit

MISTEL: Einen gehäuften Teelöffel Mistel weicht man zwölf Stunden in einer Tasse kaltem Wasser ein. Danach wird der Kaltansatz erwärmt, abgeseiht und schluckweise bis zu drei Tassen Tee am Tag getrunken. Praktischerweise füllt man die Tagesration Mistel-Tee in eine angewärmte Thermosflasche.

Migräne

SCHAFGARBE: Bei regelmäßigem Genuss von Schafgarben-Tee kann die Migräne völlig besiegt werden.

Einen gehäuften Teelöffel Schafgarbe pro Tasse abbrühen, eine halbe Minute ziehen lassen, abseihen und schluckweise pro Tag eine Tasse Tee sehr heiß trinken.

SCHLÜSSELBLUME: Schlüsselblumen-Tee verspricht rasche Linderung bei starken Migräneanfällen. Einen gehäuften Teelöffel Schlüsselblumenblüten pro Tasse abbrühen, eine halbe Minute ziehen lassen, abseihen und schluckweise bis zu zwei Tassen sehr warm trinken.

Heilerfolge

Migräne
... ich litt Jahre unter starker Migräne, verbunden mit Nasenbluten. Beides heilte ich mit Schafgarben-Tee. Meine Schmerzen sind weg, ich brauche gottlob keine Spritzen und Tabletten mehr ...
> *Helga Maier, Heidelberg*

... lauter gute Wünsche für Sie und herzlichen Dank: Ich habe endlich keine Migräne mehr! Das verdanke ich Ihren guten Ratschlägen ...
> *Gerda Zaiane, Nouvelle Aviana/Tunesien*

Müdigkeit

BRENNNESSEL: Einen gehäuften Teelöffel Brennnessel pro Tasse abbrühen, eine halbe Minute ziehen lassen, abseihen und schluckweise bis zu vier Tassen pro Tag trinken.

KAMILLENÖL: Kamillenöl vertreibt die Müdigkeit in den Gliedern, wenn man sich vor dem Schlafengehen leicht mit dem Öl einreibt. Man füllt frische Kamillenblüten in eine Flasche, übergießt sie mit Öl (das Öl muss die Blüten bedecken) und stellt die Flasche drei Wochen in die Wärme.

PFEFFERMINZE: Einen gehäuften Teelöffel Pfefferminze pro Tasse mit heißem Wasser abbrühen, eine halbe Minute ziehen lassen, abseihen und schluckweise bis zu drei Tassen Tee am Tag trinken.

Nachtschweiß

SALBEI: Einen gehäuften Teelöffel Salbei pro Tasse abbrühen, eine halbe Minute ziehen lassen, abseihen und schluckweise pro Tag zwei Tassen Tee trinken; eine morgens auf nüchternen Magen, eine vor dem Schlafengehen.

MISCH-TEE: Man mischt:

20 g	Frauenmantel	20 g	Salbei
20 g	Lavendel	20 g	Zinnkraut

Einen gehäuften Teelöffel dieser Kräutermischung pro Tasse mit heißem Wasser abbrühen, eine halbe Minute ziehen lassen und schluckweise eine Tasse vor dem Frühstück trinken.

Offenes Bein

Mit dem Begriff „offenes Bein" ist landläufig ein chronisches Unterschenkelgeschwür gemeint, das nicht verheilt ist und dazu unangenehm nässt und schmerzt. Dabei zerfällt die Haut regelrecht. Meist im Bereich von Krampfadern. Die rundlichen Geschwüre findet man vor allem an der Innenseite der Knöchel.

Ursache für ein solches Geschwür kann jede Durchblutungsstörung der Venen sein, von der Venenentzündung bis hin zur Herzrhythmusstörung. Solche Störungen können vererbt sein, aber auch durch Ernährungsstörungen, stehende Tätigkeit, Verstopfung oder falsche Bekleidung erworben werden. Besonders anfällig für ein „offenes Bein" sind Menschen mit Krampfadern, da diese oft eine Vorstufe der Beingeschwüre sind.

Und so kommt es zum offenen Bein: Durch den bei Venendurchblutungsstörungen gehemmten Blutfluss bleiben Stoffwechselschlacken an den Gefäßwänden zurück. Haut und Unterhaut entzünden sich, die sogenannte Stauungsdermatitis tritt auf. Pilze und Krankheitskeime haben dann ein leichtes Spiel. Bereits geringfügige Verletzungen führen zum Gewebezerfall. Nässende Ekzeme, Geschwüre und Blutungen treten auf. Der Körper versucht, das Geschwür mittels vermehrten Einsatzes weißer Blutkörperchen aufzulösen, aber das gelingt nur selten.

Das offene Bein ist nur das Symptom einer Krankheit, dessen gesonderte Behandlung die Krankheit nicht heilen wird. Zwar bringen beispielsweise Auflagen aus Heilkräutern auf die Wunden Linderung, doch muss primär die Ursache, also die venöse Rückflussstörung, behoben werden. Erst dann kann das Geschwür abheilen.

Von einer reinen Wärmebehandlung ist dabei abzuraten, da sie die Venen erweitern würde, was bei kranken Venen zu einer erneuten Blutstauung führen kann. Stattdessen sind Wechselfußbäder mit Zinnkrautabsud und Käsepappelansatz, Wadenwickel oder temperaturansteigende Halbbäder, Wasser-Treten, Unterschenkelgüsse, Brust-Leib-Wickel, Atemübungen und viel Bewegung angebracht. Stützstrümpfe oder Druckverbände können ebenfalls die Blutzirkulation anregen. Eine Diät sollte viel Rohkost und Vitamine umfassen; der Patient sollte auch überprüfen, ob er nicht gleich den hier sicher sinnvollen Weg des Heilfastens gehen will.

BEINWURZ: Frisch gepflückte Blätter der Beinwurz werden gewaschen und mit einem Nudelholz zerquetscht. Den frischen Blätterbrei gibt man auf die vom Beinfraß befallene Stelle und bindet ihn mit einem sauberen Tuch ab.

WASCHUNGEN: Man mischt die gleiche Menge Ringelblumen und Zinnkraut. Einen gehäuften Esslöffel dieser Kräutermischung mit ½ Liter Wasser abbrühen, eine halbe Minute ziehen lassen, abseihen und mit dem abgekühlten Absud mehrmals täglich die Wunde waschen. Man kann auch die abgebrühten Kräuter in ein Leinentuch geben und als warmen Umschlag auf die vom Beinfraß befallene Stelle legen.

Heilerfolge

Offenes Bein

Ein 1.300 Zuhörer fassender Vortragsraum in Neustift in Niederösterreich platzte mit 2.000 Personen aus allen Nähten. Um Unheil abzuwenden, setzte man ordnungshalber 24 Feuerwehrmänner ein. Diese große Menschenmenge wollte meinen Vortrag hören, als eine Schwerkranke aufs Podium getragen wurde. Die Frau hatte vom Knie abwärts bis zum Knöchel eine hautlose Wunde, das Bein war nur noch mit blankem Fleisch bedeckt. Der Fuß unterhalb des Knöchels ging in einen blauroten Klumpen über. Die am ganzen Körper zitternde Frau meinte schluchzend, sie wisse nicht mehr, wohin mit dem Bein, seit Wochen habe sie unerträgliche Schmerzen, sie könne weder liegen, sitzen noch stehen und hätte deshalb schon einige schwere Nervenzusammenbrüche hinter sich. Nichts helfe, die Wunde zu schließen, wo immer sie hinkäme, hieß es ärztlicherseits, das Bein müsse amputiert werden. Sie wolle aber ihr Bein behalten, es nicht amputieren lassen. Nervlich sei sie vollkommen am Ende und wisse nicht mehr weiter. „Die Kräuter können diese hautlose Fläche über Nacht nicht schließen, man muss sehr viel Geduld haben und viel Arbeit mit den Kräu-

tern auf sich nehmen", meinte ich. Hilfe bringe Zinnkraut brühen, Käsepappel zwölf Stunden kalt ansetzen und mit dem ausgekühlten, lauwarmen Zinnkraut vermischen. Die hautlose Fleischwunde müsse sehr behutsam mit Gaze oder Watte und dem angegebenen Tee betupft werden. Bäder dürfe man auf keinen Fall einsetzen. Nach der Waschung legt man gut gewaschene, frische, zerquetschte und zerriebene Spitzwegerichblätter auf die Wunde und bindet ab. Die Wunde hält den Druck der frischen Blätter nur kurze Zeit aus. Man muss sie deshalb wieder herunternehmen, neuerlich mit Tee und Gaze betupfen und im ständigen Turnus Tee-Waschungen und Spitzwegerichblätter auflegen. Bei beginnender Hautbildung die Wunde mit Ringelblumensalbe ebenso behutsam einstreichen. Der zu einem blauroten Klumpen angelaufene Fuß könne ab sofort täglich zweimal 20 Minuten lang in Käsepappel-Tee gebadet werden. Die sie begleitende Tochter schrieb sich die Kräuter-Behandlung auf.

Genau vier Monate später wurde ich zu einer Heilkräuterweihe in die Wallfahrtskirche Maria Brünnl zwischen Groß Siegharts, Dietmanns und Waidhofen in Niederösterreich eingeladen. Das kleine Kirchlein liegt auf einer steil abfallenden Waldwiese an einen Waldrand angelehnt. Die Kräuterweihe wurde vor der Wallfahrtskirche an einem aufgestellten Altar vorgenommen. Eine ungeheure Zahl von Andächtigen war gekommen, die riesige Menschenmenge stand dicht gedrängt, man schätzte gut 5.000 Menschen. Gendarmerie musste eingesetzt werden. Und eine Autoschlange säumte 10 km weit die Waldstraße. Eine große Menschenmenge umringte mich, löste sich langsam auf bis auf eine Frau, die meinen Ellbogen umfasste und auch auf gutes Zureden nicht von mir abließ. In dem Menschengewoge war es mir unmöglich, die Frau abzuschütteln. Erst als ich zum Altar schritt, ließ sie mich allein, war aber danach sofort wieder neben mir und umschloss meinen Arm. Ich erkannte Frau Dohm nicht mehr, denn aus einer schluchzenden und nervlich geschüttelten Frau war inzwischen ein lebenslustiger Mensch mit einem lachenden, guten Gesicht geworden, der glücklich um sich blickte. Sie bat mich, am oberen Rand der Wiese stehen zu bleiben, lief den steilen Wiesenhang hinun-

ter und kam ebenso flink wieder den Hang herauf. Sie war so voller
Freude und erzählte mir, dass sie alles wie angegeben gemacht habe,
die Wunde schloss sich, das Bein bekam langsam Hautansätze und in
zwei Monaten war das Bein zur Freude der ganzen Familie gesund.
Während einem meiner späteren Vorträge traf ich die Frau wieder. Sie
sah frisch und verjüngt aus und erzählte den staunenden Zuhörern
von der wunderbaren Heilung. Durch die konsequente Anwendung
von Heilkräutern blieb ihr die Amputation des Beines erspart.
Maria Treben

Ohrensausen

MISTEL: Ohrensausen ist eine Nebenerscheinung von erhöhtem
Blutdruck oder starkem Blutandrang im Kopf. Hier hilft die als
Herz- und Kreislaufmittel bewährte Mistel. Einen gehäuften
Teelöffel Mistel weicht man zwölf Stunden in einer Tasse kal-
tem Wasser ein. Danach wird der Kaltansatz angewärmt, abge-
seiht und schluckweise bis zu drei Tassen Tee am Tag getrunken.
Praktischerweise füllt man die Tagesration in eine angewärmte
Thermosflasche.

RINGELBLUMEN-SALBE: Die vor dem Schwedenbitter-Umschlag
aufzutragende Ringelblumen-Salbe stellt man folgendermaßen
her: In einer Pfanne erhitzt man 250 g reines Schweinefett und
schüttet zwei gehäufte Handvoll Ringelblumen (Blätter, Blüten
und Stängel) in das heiße Fett. Man lässt das Ganze einmal aufschäumen, rührt kräftig um und nimmt die Pfanne vom Herd.
Zugedeckt über Nacht auskühlen lassen. Am nächsten Tag wird
die Pfanne noch einmal leicht erwärmt, der Inhalt durch ein sauberes Leinentuch passiert, die Blätter, Blüten und Stängel werden ausgepresst und die so gewonnene Salbe in verschließbare
Gefäße abgefüllt.

SCHÖLLKRAUT: Einen gestrichenen Teelöffel Schöllkraut pro Tasse mit heißem Wasser abbrühen, eine halbe Minute ziehen lassen, abseihen und schluckweise bis zu einer Tasse Tee am Tag trinken.

SCHÖLLKRAUT-SAFT: Anstelle des Tees kann man auch frischen Schöllkraut-Saft, mit etwas lauwarmem Wasser verdünnt, zu sich nehmen. In einem Entsafter presst man frisch gepflückte Blätter, Blüten und Stängel des Schöllkrauts aus. Pro Tag trinkt man einen Teelöffel frisch gepressten Schöllkraut-Saft, den man mit einer Tasse Wasser verdünnt.

STORCHENSCHNABEL-ESSENZ: Man füllt frisch gepflückte, gewaschene und klein geschnittene Blüten, Blätter und Stängel des Storchenschnabels in eine Glasflasche, übergießt sie mit 38–40%igem Kornbranntwein und stellt anschließend die verschlossene Flasche mindestens zwei Wochen in die Wärme. Mit der so gewonnenen Essenz mehrmals täglich das Innere des Ohrs einstreichen.

WEISSDORN: Einen gehäuften Teelöffel Weißdorn (verwendet werden Blätter und Blüten) pro Tasse mit heißem Wasser abbrühen, eine halbe Minute ziehen lassen, abseihen und schluckweise über den Tag verteilt zwei Tassen Tee trinken.

WEISSDORN-ESSENZ: Man füllt frisch gepflückte Blüten und Beeren, von beidem die gleiche Menge, in eine Flasche und übergießt sie mit 38–40%igem Kornbranntwein. Die Flasche muss mindestens zwei Wochen in der Wärme stehen bleiben. Von der so gewonnenen Essenz nimmt man täglich vier bis zehn Tropfen ein.

KLEINER SCHWEDENBITTER: Ein mit Kleinem Schwedenbitter getränkter Wattebausch, den man sich ins Ohr steckt, vertreibt rasch das lästige Ohrensausen. Vorher sollte man das Ohr mit warmem Öl oder Ringelblumen-Salbe einstreichen.

HAUSMITTEL: Man tränkt ein kleines, handliches Frotteetuch mit kaltem Wasser (es sollte feucht sein, aber nicht triefen) und legt es sich über Nacht auf das Herz. Darüber kommen eine Plastikfolie und ein trockenes Handtuch als Wärmeschutz.

Heilerfolge

Ohrenschmerzen

... neulich bekam ich in der Nacht Ohrenschmerzen. Ich erinnerte mich an Ihren Ratschlag, träufelte zwei bis drei Tropfen Schwedenbitter in das Ohr, befeuchtete einen Wattebausch und steckte ihn mir ebenfalls in das Ohr. Dann ging ich wieder ins Bett. Nach zehn Minuten waren die Ohrenschmerzen verschwunden ...
Annemarie Weber, Breisach

Raucherbein (siehe „Durchblutungsstörungen der Arterien")

BRENNNESSEL-FUSSBAD: Die durch das Nikotin bedingten Gefäßverengungen in den Beinen, auch Raucherbein genannt, behebt man durch Fußbäder mit der Brennnessel. Ein Fünf-Liter-Eimer frischer Stängel und Blätter der Brennnessel wird zwölf Stunden in kaltem Wasser eingeweicht. Danach wird der Kaltansatz angewärmt und dem Wasser des Fußbades zugegossen. Die Kräuter werden nicht abgeseiht, die Badedauer beträgt 20 Minuten.

Rauchersucht

Das Rauchen ist Gift für das Herz. Denn das gefäßverengende Nikotin verengt auch die Herzkranzgefäße. Es kann zu starken Herzbeschwerden, der sogenannten Angina pectoris kommen. Solche schweren Herzschmerzen hinterlassen kleine Narben im Herzmuskel. Wer bei sich wiederholenden Herzschmerzen seinen Lebensstil nicht umstellt, d. h. auf das Rauchen verzichtet, riskiert einen Herzinfarkt. Es kommt dabei zum Absterben eines großen Teils des Herzmuskels. Durch eine frühzeitig begonnene Behandlung mit Heilkräutern und durch schonenden Lebensstil und lange Bettruhe kann es zu einer Heilung kommen, bei der allerdings immer die Narben zurückbleiben werden.

KALMUS: Wer es nicht allein mit Willenskraft schafft, mit dem Rauchen aufzuhören, sollte sich mit Hilfe der Kalmuswurzel das Rauchen abgewöhnen. Die getrocknete, klein geschnittene Wurzel wird langsam zerkaut, die Reste der Wurzel nicht hinunterschlucken, sondern ausspucken. Anstatt zur Zigarette greift man zur Kalmuswurzel, deren würziger, bitterer Geschmack die Entzugserscheinungen mindert und eine angesteckte Zigarette scheußlich schmecken lässt.

APFELKUR: Raucher haben oft eine starke Abneigung gegen Äpfel. Das liegt an den nikotinenthaltenden Darmschleimhäuten, die auf die Fruchtsäuren des Apfels einen Verdauungsvorgang ausüben, der als störend empfunden wird. Wenn man diese Störung überwindet und über zwei bis drei Tage eine Apfeldiät mit ungefähr zwanzig Äpfeln einhält, kehrt sich die Abneigung um. Auf diese Weise bewirkt eine Apfelkur Widerwillen gegen das Rauchen.

NUSSKÄMBEN-TEE: Einen heilwirkenden Stoff für das Herz findet man in den einfachen Nusskämben. Das sind die inneren

Scheidewände zwischen den Walnusskernen. Man bereitet daraus einen Tee. Dazu weicht man diese Scheidewand von vier bis fünf Nüssen einen Tag lang ein. Der Tee wird am nächsten Morgen gekocht und nüchtern getrunken.

Schlafstörungen

FRAUENMANTEL: In höheren Lagen, über 100 m, wächst eine Art des Frauenmantels, die im Volksmund wegen ihrer silbrig glänzenden Blattunterseite auch Silbermantel genannt wird. Aus seinen Blättern brüht man Tee, der bei schlechtem Schlaf rasche Hilfe verspricht.

Eine gehäuften Teelöffel Silbermantel pro Tasse mit heißem Wasser abbrühen, eine halbe Minute ziehen lassen, abseihen und schluckweise zwei bis drei Tassen am Tag trinken.

JOHANNISKRAUT: Einen gehäuften Teelöffel Johanniskraut pro Tasse mit heißem Wasser abbrühen, eine halbe Minute ziehen lassen, abseihen und schluckweise zwei bis drei Tassen am Tag trinken.

JOHANNISKRAUT-ESSENZ: Zwei gehäufte Handvoll frisch gepflückte Johanniskrautblüten und -knospen füllt man in eine Flasche, die man mit einem Liter 38–40%igem Kornbranntwein übergießt, bis die Kräuter bedeckt sind. Die Flasche muss mindestens zwei Wochen in der Wärme stehen. Von der so gewonnenen Johanniskraut-Essenz nimmt man täglich zehn bis fünfzehn Tropfen mit einem Esslöffel warmem Wasser verdünnt ein.

JOHANNISKRAUT-SITZBAD: Zwölf Stunden wird ein Eimer frisches oder 100 g getrocknetes Johanniskraut (verwendbar sind Blätter, Blüten und Stängel) in kaltem Wasser eingeweicht. Danach wird der Kaltansatz erwärmt und in das Badewasser gegossen. Man benötigt nur so viel Wasser, dass die Nieren bedeckt sind. Die Badedauer beträgt 20 Minuten. Danach nicht abtrocknen, sondern in einen Bademantel gehüllt im Bett eine Stunde nachschwitzen.

Es empfiehlt sich, bei Schlafstörungen wöchentlich ein Sitzbad zu nehmen und an jedem der dazwischenliegenden Tage ein Johanniskraut-Sitzbad.

KAMILLE: Einen gehäuften Teelöffel Kamille pro Tasse mit heißem Wasser abbrühen, eine halbe Minute ziehen lassen, abseihen und schluckweise eine Tasse vor dem Schlafengehen trinken.

LINDENBLÜTEN-VOLLBAD: Man füllt einen Fünf-Liter-Eimer halb voll mit frisch gepflückten Lindenblüten und weicht sie zwölf Stunden in kaltem Wasser ein. Anschließend wird der Kaltansatz erwärmt und abgeseiht und dem Badewasser zugegossen. Das Herz des Badenden muss dabei außerhalb des Wassers sein. Die Badedauer beträgt 20 Minuten. Anschließend nicht abtrocknen, sondern in einen Bademantel gehüllt eine Stunde im Bett nachschwitzen.

RINGELBLUMEN-SALBE: Die vor dem Schwedenbitter-Umschlag aufzutragende Ringelblumen-Salbe stellt man folgendermaßen her:

In einer Pfanne erhitzt man 250 g reines Schweinefett und schüttet zwei gehäufte Handvoll Ringelblumen (Blätter, Blüten und Stängel) in das heiße Fett. Man lässt das Ganze einmal aufschäumen, rührt kräftig um und nimmt die Pfanne vom Herd. Zugedeckt über Nacht auskühlen lassen. Am nächsten Tag wird die Pfanne noch einmal leicht erwärmt, der Inhalt durch ein sauberes Leinentuch passiert, die Blätter, Blüten und Stängel werden ausgepresst und die so gewonnene Salbe in verschließbare Gefäße abgefüllt.

TAUBNESSEL: Nervlich bedingte Schlaflosigkeit beheben täglich zwei Tassen Tee, gebrüht aus der Weißen oder Gelben Taubnessel. Einen gehäuften Teelöffel Taubnessel pro Tasse mit heißem Wasser abbrühen, eine halbe Minute ziehen lassen, abseihen und schluckweise trinken.

WEISSDORN: Einen gehäuften Teelöffel Weißdorn (verwendet werden Blätter und Blüten) pro Tasse mit heißem Wasser abbrühen, eine halbe Minute ziehen lassen, abseihen und schluckweise über den Tag verteilt zwei Tassen Tee trinken.

WEISSDORN-ESSENZ: Man füllt frisch gepflückte Blüten und Beeren, von beidem die gleiche Menge, in eine Flasche und übergießt sie mit 38–40%igem Kornbranntwein. Die Flasche muss mindestens zwei Wochen in der Wärme stehen bleiben. Von der so gewonnenen Essenz nimmt man täglich vier bis zehn Tropfen ein.

WIESENGEISSBART: Einen Teelöffel klein geschnittene Wiesengeißbartblüten pro Tasse mit heißem Wasser abbrühen, eine halbe Minute ziehen lassen, abseihen und schluckweise zwei bis drei Tassen am Tag trinken.

MISCH-TEE: Man mischt 5 g Baldrianwurzeln, 15 g Fruchtzapfen vom Hopfen, 10 g Johanniskraut, 25 g Lavendelblüten, 50 g Schlüsselblumen und brüht sich daraus einen Tee, der sehr warm schluckweise vor dem Schlafengehen getrunken wird.

KLEINER SCHWEDENBITTER: Mit einem der oben genannten Tees nimmt man vor dem Schlafengehen einen Teelöffel Kleinen Schwedenbitter ein. Ist die Schlaflosigkeit nervlich bedingt, legt man sich vor dem Schlafengehen ein mit verdünnten Tropfen befeuchtetes Tuch auf das Herz. Vor dem Auflegen sollte man die Haut mit Ringelblumen-Salbe einstreichen, damit der Alkohol der Auflage der Haut nicht das Fett entzieht.

HAUSMITTEL: Man tränkt ein kleines, handliches Frotteetuch mit kaltem Wasser, windet es aus und legt es sich über Nacht auf das Herz. Darüber kommen eine Plastikfolie und ein trockenes Handtuch als Wärmeschutz. Ein weiteres Hausmittel besagt, man soll die Arme bis zu den Schultern in eiskaltes Wasser tauchen und so lange im Wasser lassen, bis man von 20 bis 30 gezählt hat. Anschließend nicht abtrocknen, sondern mit den nassen Armen in den Schlafanzug schlüpfen.

Schlaganfall

Klagt ein Mensch über plötzlich auftretende rasende Kopfschmerzen, Muskellähmungen, Erbrechen und Schwindelgefühl, dann muss mit einem Schlaganfall gerechnet werden.

Auch der Schlaganfall ist nichts anderes als eine besonders extreme Durchblutungsstörung. Ein Arterienriss, seltener auch Gefäßkrämpfe oder Blutgerinnsel im Hirn sind für einen Anfall verantwortlich. Während bei den letzteren Ursachen ein Teil des Gehirns plötzlich nicht mehr ausreichend durchblutet wird, drückt beim Arterienriss das austretende Blut auf die Gehirnzentren. Die Folge sind hier Funktionsstörungen, etwa von Bewegung und Sprache. Der Grund für einen Arterienriss im Hirn, die häufigste Hirnkrankheit, ist ein Überdruck im Gefäßsystem.

Massagen, Bäder, Lehmbehandlung und krankengymnastische Übungen sind sinnvoll; ansonsten gelten ähnliche Ratschläge wie bei vom Herzinfarkt Genesenden, zum Beispiel, das Abstellen der Risikofaktoren Fettsucht, Stress und Rauchen.

Vorsorge
Um das Risiko, einen Schlaganfall zu bekommen, herabzusetzen bzw. auszuschalten, kann man zur Vorbeugung nachfolgende Rezepte anwenden.

Daneben müssen Alkohol, Nikotin und Koffein absolut gestrichen werden! Viel frische Luft und eine vernünftige Ernährung sind ebenfalls hilfreich.

MISTEL: Morgens und abends sollte man je eine Tasse Mistel-Tee trinken Dabei kommt ein gehäufter Teelöffel Mistel auf eine Tasse Tee. Die Kräuter werden zwölf Stunden in einer Tasse mit kaltem Wasser eingeweicht. Danach wird der Kaltansatz erwärmt, abgeseiht und schluckweise getrunken.

SALBEI: Einen gehäuften Teelöffel Salbei pro Tasse mit heißem Wasser abbrühen, eine halbe Minute ziehen lassen, abseihen und schluckweise am Tag zwei weitere Tassen Tee trinken.

KLEINER-SCHWEDENBITTER-UMSCHLAG: Vor dem Auflegen streicht man die Drüsen mit Ringelblumen-Salbe ein, damit der Alkohol des Kleinen Schwedenbitters der Haut nicht das Fett entzieht. Ein geeignet großer Wattebausch wird mit Kleinem Schwedenbitter beträufelt und aufgelegt. Als Wärmeschutz legt man darüber eine trockene Lage Watte, bedeckt diese mit einer Plastikfolie zum Schutz der Kleidung und fixiert die Auflage mit einem warmen Tuch. Den Schwedenbitter-Umschlag lässt man je nach Verträglichkeit zwei bis vier Stunden oder über die ganze Nacht einwirken.

RINGELBLUMEN-SALBE: Die vor dem Schwedenbitter-Umschlag aufzutragende Ringelblumen-Salbe stellt man folgendermaßen her: In einer Pfanne erhitzt man 250 g reines Schweinefett und schüttet zwei gehäufte Handvoll Ringelblumen (Blätter, Blüten und Stängel) in das heiße Fett. Man lässt das Ganze einmal aufschäumen, rührt kräftig um und nimmt die Pfanne vom Herd. Zugedeckt über Nacht auskühlen lassen. Am nächsten Tag wird die Pfanne noch einmal leicht erwärmt, der Inhalt durch ein sauberes Leinentuch passiert, die Blätter, Blüten und Stängel werden ausgepresst und die so gewonnene Salbe in verschließbare Gefäße abgefüllt.

Misch-Tee: Man mischt die gleiche Menge Angelikawurzel, Anserine, Bertramwurzel, Fünffingerkraut, Lavendelblüte, Majoran, Meisterwurz, Nelkenwurz, Rosmarin, Salbei, Wohlriechendes Veilchen und Ysop.

Ein gehäufter Teelöffel dieser Kräutermischung wird mit einer Tasse heißem, naturreinem Apfelsaft abgebrüht; eine halbe Minute ziehen lassen, abseihen und schluckweise mehrere Tassen am Tag trinken. Dieser Spezial-Tee sollte immer frisch zubereitet werden.

Behandlung nach einem Schlaganfall

Nach einem Schlaganfall empfehlen sich zur Nachbehandlung folgende Heilkräuterrezepte:

Mistel: Die erste Maßnahme ist eine Mistel-Kur. Über sechs Wochen sollte man eine Mistel-Tee-Kur einlegen. Drei Wochen trinkt man täglich drei Tassen, zwei Wochen lang zwei Tassen und in der letzten Woche reduziert man den Konsum auf eine Tasse Mistel-Tee pro Tag.

Zwölf Stunden weicht man einen gehäuften Teelöffel Mistel pro Tasse in kaltem Wasser ein. Danach wird der Kaltansatz angewärmt und abgeseiht. Praktischerweise füllt man die Tagesration in eine angewärmte Thermoskanne, sonst muss man den Tee vor dem Trinken jeweils in einem Wasserbad erwärmen.

Misch-Tee: Man mischt die gleiche Menge Ehrenpreis, Johanniskraut, Lavendel, Melisse, Rosmarin und Salbei.

Ein gehäufter Teelöffel dieser Kräutermischung kommt auf eine Tasse, mit heißem Wasser abbrühen, eine halbe Minute ziehen lassen, abseihen und schluckweise vor- und nachmittags eine Tasse Tee trinken.

KLEINER SCHWEDENBITTER: Täglich sollte man mit Hilfe eines Schwedenbitter-Umschlags auf den Hinterkopf die Durchblutung des Gehirns anregen. Man beträufelt einen geeignet großen Wattebausch mit Kleinem Schwedenbitter und legt ihn für etwa zwei Stunden auf den Hinterkopf.

EINREIBUNGEN: Von Lähmungen befallene Körperpartien sollte man mehrmals täglich mit Essenz aus Hirtentäschel, Johanniskraut, Schafgarbe oder Thymian einreiben. Die Herstellung dieser Essenz ist bei allen Kräutern gleich.

Man füllt eine Flasche mit frisch gepflückten Blüten, übergießt sie mit 38–40%igem Kornbranntwein und lässt die Flasche mindestens zwei Wochen in der Wärme stehen. Mit der so gewonnenen Essenz wird der Patient mehrmals täglich eingerieben.

Neben den Essenzen macht man Einreibungen mit Johanniskraut und Thymianöl. Bei der Herstellung werden die in eine Flasche gefüllten Blüten mit Öl übergossen. Die Flasche muss, länger als bei den Essenzen, drei Wochen in der Wärme stehen bleiben. Mit dem so gewonnenen Heil-Öl wird der Patient ebenfalls mehrmals täglich eingerieben.

BÄDER: Im wöchentlichen Wechsel muss der Patient Schafgarben- und Zinnkraut-Sitzbäder sowie Thymian-Vollbäder machen.

Für ein Sitzbad weicht man 100 g Kräuter zwölf Stunden in einem Fünf-Liter-Eimer mit kaltem Wasser ein, für ein Vollbad 200 g Kräuter. Anschließend wird der Kaltansatz erwärmt, abgeseiht und dem Badewasser zugegossen. Bei einem Sitzbad müssen die Nieren des Badenden bedeckt sein, bei einem Vollbad muss das Herz des Badenden außerhalb des Wassers bleiben. Die Badedauer beträgt jeweils 20 Minuten. Anschließend nicht abtrocknen, sondern in einen Bademantel gehüllt im Bett eine Stunde nachschwitzen.

BLÄTTER-AUFLAGEN: Frisch gepflückte Blätter der Beinwurz werden gewaschen, mit heißem Wasser abgebrüht, abgeseiht und warm in ein Leinentuch gegeben, das man als Umschlag auf die gelähmten Körperpartien auflegt. Wohltuende Linderung verschafft ein Kissenbezug, den man mit getrockneten Farnblättern, ohne Stängel, gefüllt und zugenäht hat. Über Nacht legt sich der Patient das Kissen unter den Kopf.

Schwindelgefühl

Beim Schwindel handelt es sich nicht um eine Krankheit, sondern um ein Symptom für eine Störung im Körper. Bei schweren Fällen kommen Übelkeit, Flimmern vor den Augen, Schweißausbrüche oder sogar Ohnmachtsanfälle vor. Schwindelgefühle können von wenigen Sekunden bis zu Tagen dauern. Sie können sich spontan in einem Anfall oder auch langsam steigernd einstellen.

Es gibt harmlose Ursachen wie zu schnelles Aufstehen bei niedrigem Blutdruck oder Überanstrengung; doch können sich durch Schwindel auch gefährliche Krankheiten ankündigen. Dazu gehören Erkrankungen des Innenohrs, der Augenmuskeln oder auch des Gehirns durch Tumore. Durchblutungsstörungen des Gehirns, beispielsweise bei Migräne oder in höherem Alter bei Arteriosklerose, können ebenfalls Schwindel verursachen. Harmlos und eigentlich kein Krankheitszeichen sind die Schwindelgefühle bei der Reise oder bei der Höhenkrankheit. Wer an zu niedrigem Blutdruck leidet, sollte sich beim Aufstehen immer Zeit lassen: häufig wird Schwindel dadurch vermieden. Die Tasse Kaffee oder Tee mag da Wunder wirken. Auch die Migräne verliert dadurch ihren Schrecken. Am besten ist aber eine kalte Dusche. Wer einen Schwindel schnell bekämpfen will, sollte sich hinlegen und die Beine hochlagern. Wer es gelernt hat, hilft sich mit autogenem Training.

BÄRLAUCH: Schwindelgefühl oder Druck im Kopfbereich ist oft auf zu hohen Blutdruck oder Arterienverkalkung zurückzuführen. Dagegen ist der Bärlauch ein wirksames Heilkraut. Im Frühjahr sammelt man die frischen Bärlauchblätter, die gewaschen und klein geschnitten roh verzehrt werden. Man streut Bärlauch auf alle Speisen, die üblicherweise mit Petersilie oder Schnittlauch dekoriert werden. Mit Bärlauchblättern kann man auch einen Salat zubereiten oder Spinat kochen.

BÄRLAUCH-ESSENZ: Um sich die Heilkraft des Bärlauchs das ganze Jahr über zu sichern – getrocknet verlieren die Blätter ihre Heilkraft – setzt man eine Bärlauch-Essenz an. Man füllt eine Flasche mit klein geschnittenen Bärlauchblättern oder Bärlauchzwiebeln, übergießt die Kräuter mit 38–40%igem Kornbranntwein und lässt die Flasche mindestens zwei Wochen in der Wärme stehen. Von dieser Bärlauch-Essenz nimmt man täglich viermal 10 bis 15 Tropfen, mit etwas Wasser verdünnt.

EHRENPREIS: Einen gehäuften Teelöffel Ehrenpreis pro Tasse mit heißem Wasser abbrühen, eine halbe Minute ziehen lassen, abseihen und schluckweise eine Tasse Tee vor dem Schlafengehen trinken.

MISTEL: Ein gehäufter Teelöffel Mistel wird zwölf Stunden in einer Tasse kaltem Wasser eingeweicht. Danach wird der Kaltansatz erwärmt, abgeseiht und schluckweise werden täglich drei Tassen Tee getrunken. Praktischerweise füllt man die Tagesration in eine angewärmte Thermoskanne.

SCHAFGARBE: Einen gehäuften Teelöffel Schafgarbe pro Tasse mit heißem Wasser abbrühen, eine halbe Minute ziehen lassen, abseihen und schluckweise, so heiß wie möglich, ein bis zwei Tassen pro Tag trinken.

WEISSDORN: Einen gehäuften Teelöffel Weißdorn (verwendet werden Blätter und Blüten) pro Tasse mit heißem Wasser abbrühen, eine halbe Minute ziehen lassen, abseihen und schluckweise über den Tag verteilt zwei Tassen Tee trinken.

WEISSDORN-ESSENZ: Man füllt frisch gepflückte Blüten und Beeren, von beiden die gleiche Menge, in eine Flasche und übergießt sie mit 38–40%igem Kornbranntwein. Die Flasche muss mindestens zwei Wochen in der Wärme stehen bleiben. Von der so gewonnenen Essenz nimmt man täglich vier bis zehn Tropfen ein.

KLEINER SCHWEDENBITTER: Bei Schwindelgefühl hilft der Kleine Schwedenbitter, innerlich und äußerlich angewendet. Man nimmt pro Tasse drei Teelöffel Kleinen Schwedenbitter mit etwas Wasser oder Tee verdünnt ein.

Äußerlich angewendet kann es schon genügen, öfter an der geöffneten Flasche zu riechen. Man kann den Kleinen Schwedenbitter auch auf einen Teelöffel gießen und die Tropfen langsam durch die Nase hochziehen. Man befeuchtet ein Tuch mit Kleinem Schwedenbitter, der mit etwas Wasser verdünnt ist, und legt es sich auf die Stirn. Ebenfalls hilfreich ist es, mit dem feuchten Tuch den Kopfwirbel zu befeuchten.

HAUSMITTEL: Man tränkt ein kleines, handliches Frotteetuch mit kaltem Wasser; es sollte feucht sein, aber nicht vor Nässe triefen, und legt es sich über Nacht auf das Herz. Darüber kommen eine Plastikfolie und ein trockenes Handtuch als Wärmeschutz.

Heilerfolge

Schwindel

... ich litt lange Zeit unter sehr starken Schwindelgefühlen. Da begann ich nach Ihrem Buch den Schafgarben-Tee zu trinken. Nach zwei Wochen war dieser unangenehme Zustand ausgestanden ...
Anton Weber, Nürnberg

... ich selbst habe großes Vertrauen zu Ihnen, da mir Ihre Ratschläge schon so oft und viel geholfen haben. Ich hatte im Frühjahr 1989 plötzlich beim Hinlegen starken Drehschwindel. Wenn ich den Kopf nur ein wenig zurücklegte, war der Schwindel da.

Ich fing an, Brennnessel zu suchen, und trank jeden Tag 3–4 Tassen Tee, gemischt mit zwei Teelöffeln Schwedenbitter. Was in dieser Zeit dazukam, waren Angstzustände. Ich ließ mir noch Misteltropfen aus der Apotheke holen. Mit der Zeit verlor ich die Angstzustände ganz und auch der Schwindel besserte sich. Ich war bis heute wegen dieser Sache nicht mehr beim Arzt und auch nicht im Krankenhaus ...
Maria Gläser, Zornheim

Stoffwechselerkrankung

KALMUS: Zur Anregung des Stoffwechsels trinkt man täglich eine Tasse Kalmuswurzel-Tee. Dazu weicht man einen gestrichenen Teelöffel Kalmuswurzeln für zwölf Stunden in einer Tasse kaltem Wasser ein. Danach wird der Kaltansatz erwärmt und abgeseiht. Vor und nach den Mahlzeiten trinkt man jeweils einen Schluck Tee. Mehr darf nicht getrunken werden! Praktischerweise füllt man den Tee in eine angewärmte Thermoskanne.

LÖWENZAHN: In der Blütezeit sammelt man täglich zehn Löwenzahnstängeln, wäscht sie mit dem Blütenkopf, entfernt nach dem Waschen die Blüten und isst die Stängel roh.

MISTEL: Ein gehäufter Teelöffel Mistel wird zwölf Stunden in einer Tasse kaltem Wasser eingeweicht. Danach wird der Kaltansatz erwärmt und abgeseiht. Über den Tag verteilt trinkt man, je nach Schwere der Stoffwechselerkrankung, schluckweise täglich zwei bis drei Tassen Tee. Praktischerweise füllt man die Tagesration Mistel-Tee in eine angewärmte Thermoskanne.

Bei Stoffwechselerkrankungen empfiehlt es sich, über einen längeren Zeitraum eine Mistel-Tee-Kur zu machen.

WEGWARTE: Einen gehäuften Teelöffel Wegwarte pro Tasse mit heißem Wasser abbrühen, eine halbe Minute ziehen lassen, abseihen und schluckweise eine Tasse am Morgen trinken.

Heilerfolge

Stoffwechselerkrankung

... unsere Tochter Susi, jetzt ein Jahr alt, wurde am zweiten Tag nach der Geburt mit dem Verdacht auf Gelbsucht in das Kinderkrankenhaus eingeliefert. Sechs Wochen hörten wir nur die schlimmsten Diagnosen und deren Auswirkungen. Für jede vermutete Krankheit bekam Susi ein Medikament, wie Cortison, Valium, Antibiotika und so weiter, doch kein Verdacht bestätigte sich. Nach sechs Wochen durften wir unsere Tochter mit nach Hause nehmen. Die Diagnose: Hyperclycinämie (Stoffwechselerkrankung). Die Auswirkungen dieser Krankheit setzte man uns wie folgt auseinander: Unsere Tochter würde niemals alleine atmen können, könne kein Fläschchen trinken, sich nicht bewegen und nicht einmal schreien. Medizinisch wäre nichts zu machen, man könnte sie höchstens der Wissenschaft zur Verfügung stellen, damit den Säuglingen nach ihr geholfen werden könne (laut Oberarzt). Nachdem unsere Tochter aber unter Beweis stellen konnte, dass sie sehr wohl selbst atmen kann, nahmen wir sie mit nach Hause. Nun sollten wir ihr ein Jahr lang Valium geben, was sie in einen ständigen Schlafzustand versetzen würde: Wir haben auf eigene Verantwortung

dieses „Schlafmittel" abgesetzt, was Entzugserscheinungen wie bei einer Drogensüchtigen hervorrief. Aber wir haben diese eigenmächtige Entscheidung und deren Folgen überstanden. Mit Hilfe eines Heilpraktikers und Ihrem Buch haben wir festgestellt, dass unsere Tochter unter einer totalen Medikamentenvergiftung litt, welche das zentrale Nervensystem lahmlegte. Wir verwenden neben den Medikamenten des Heilpraktikers Ihre Tees. Unsere Susi hat seit dieser Zeit das Schreien und das Trinken gelernt, außerdem hat sie einen großen Bewegungsdrang. Es geht zwar alles etwas langsamer, aber das macht nichts, Hauptsache es wird! Sie macht jetzt all dies, was die Ärzte für unmöglich hielten. Wir waren seit diesem sechswöchigen Klinikaufenthalt bei keinem weiteren Arzt, weil keiner mehr etwas mit uns zu tun haben wollte. Ich möchte Ihnen hiermit danken, dass Sie Ihr Wissen über Heilpflanzen an die ganze Menschheit weitergeben und somit vielen helfen ...
Maria Gnaus, Berlin

Thrombose

Spricht man von einer Thrombose, so meint man meist die venöse, obwohl es auch eine arterielle Thrombose gibt. Unter Thrombose versteht man allgemein den Verschluss eines Blutgefäßes durch ein Blutgerinnsel. Dies kann bei Knochenbrüchen, aber auch nach Operationen passieren, da bei einem Eingriff die Gerinnungsneigung des Blutes erhöht wird. Der Verschluss kann weiter auch bei andauernder Störung der Durchblutung eintreten, zum Beispiel durch Gefäßveränderungen bei Arteriosklerose. Krampfadern oder eine Venenentzündung sind oft Vorboten einer Thrombose.

Die Venenthrombose ist die extremste Form der venösen Durchblutungsstörungen. Am häufigsten betroffen ist davon die große Beinvene. Die Beinvenenthrombose zeigt sich durch auftretendes Fieber, plötzlichen starken Wadenschmerz, Verhärtung von Venensträngen, Rötung am Unterschenkel und durch das

Anschwellen der Lymphknoten in der Leistenbeuge. Bei einer Thrombose ist strenge Bettruhe einzuhalten, um keine lebensbedrohliche Embolie zu riskieren. Nach etwa drei Wochen sollte man nur Bewegungsübungen beim straff eingebundenen Bein beginnen.

Zur Vorbeugung der Thrombose dient das feste Wickeln der Beine bei Krampfaderpartien, frühes Aufstehen nach Operationen sowie alle Maßnahmen, die den Blutkreislauf unterstützen können, beispielsweise Massagen, Bewegung, Atemübungen.

SPITZWEGERICH: Thrombosen behandelt man mit Brei-Auflagen aus Spitz- oder Breitwegerich.

Die frisch gepflückten Blätter werden gewaschen und mit einem Nudelholz auf einem Holzbrett zerquetscht. Der Blätterbrei wird auf die betroffene Stelle aufgelegt.

KLEINER-SCHWEDENBITTER-UMSCHLAG: Man streicht zunächst die Haut mit Ringelblumen-Salbe ein, damit der Alkohol des Kleinen Schwedenbitters ihr nicht das Fett entzieht. Anschließend beträufelt man einen geeignet großen Wattebausch mit Kleinem Schwedenbitter und legt ihn auf. Als Wärmeschutz kommen darüber eine trockene Lage Watte und eine Plastikfolie. Mit einem warmen Tuch wird der Umschlag fixiert.

RINGELBLUMEN-SALBE: Die zum Schutz der Haut benötigte Ringelblumen-Salbe stellt man folgendermaßen her:

In einer Pfanne erhitzt man 250 g reines Schweinefett und schüttet eine Handvoll Ringelblumen (Blätter, Blüten und Stängel) in das heiße Fett. Man lässt das Ganze einmal aufschäumen, rührt kräftig um und nimmt die Pfanne vom Herd. Zugedeckt über Nacht auskühlen lassen. Am nächsten Tag wird die Pfanne noch einmal leicht erwärmt, der Inhalt durch ein sauberes Leinentuch passiert, die Blätter, Blüten und Stängel werden ausgepresst und die so gewonnene Salbe in verschließbare Gläser abgefüllt.

BRENNNESSEL-FUSSBAD: Nach der Ausheilung der Thrombose, dies muss in jedem Fall von einem Arzt bestätigt werden, empfehle ich zur Förderung der Durchblutung Brennnessel-Fußbäder.

Zwölf Stunden weicht man nach Möglichkeit zwei gehäufte Handvoll frische, ansonsten 100 g getrocknete Brennnesselblätter in einem Fünf-Liter-Eimer mit kaltem Wasser ein. Anschließend wird der Kaltansatz erwärmt, die Kräuter bleiben im Wasser und darin werden die Füße 20 Minuten lang gebadet.

Überanstrengung

BEINWURZ: Bei körperlicher Überanstrengung legt man auf die überbeanspruchten Glieder einen warmen Brei aus Beinwurzmehl. Ein Esslöffel Beinwurzmehl wird in einer Tasse heißem Wasser mit einigen Tropfen Speiseöl zu einem Brei verrührt, den man, auf ein Leinentuch gestrichen, warm auf die betroffene Stelle legt und mit einem zweiten Tuch warm abbindet.

EHRENPREIS: Bei geistiger Überanstrengung, die oft zu großer Nervosität führt, hilft Ehrenpreis-Tee. Einen gehäuften Teelöffel Ehrenpreis pro Tasse mit heißem Wasser abbrühen, eine halbe Minute ziehen lassen, abseihen und schluckweise eine Tasse abends vor dem Zubettgehen trinken.

JOHANNISKRAUT: Bei körperlicher Überanstrengung trinkt man täglich zwei bis drei Tassen Johanniskraut-Tee. Einen gehäuften Teelöffel Johanniskraut pro Tasse mit heißem Wasser abbrühen, eine halbe Minute ziehen lassen, abseihen und schluckweise trinken.

Unruhe

SCHAFGARBE: Die beruhigende Wirkung der Schafgarbe beseitigt quälende innere Unruhe. Pro Tag sollte man zwei bis drei Tassen Schafgarben-Tee schluckweise trinken. Dabei kommt ein gehäufter Teelöffel Schafgarbe auf eine Tasse; mit heißem Wasser abbrühen, eine halbe Minute ziehen lassen und abseihen.

SCHAFGARBEN-SITZBAD: Sitzbäder mit Schafgarbe, neben dem Tee genommen, beschleunigen die Beruhigung.

Zwölf Stunden weicht man 100 g Schafgarbe (verwendet wird das ganze Kraut) in kaltem Wasser ein. Anschließend wird der Kaltansatz erwärmt und dem Badewasser zugegossen. Beim Baden müssen die Nieren des Badenden bedeckt sein. Die Badedauer beträgt 20 Minuten. Danach nicht abtrocknen, sondern in einen Bademantel gehüllt im Bett eine Stunde nachschwitzen.

Venenentzündung

Die Venenentzündung ist eine Komplikation der Thrombose, denn ihr geht in jedem Fall ein Venenverschluss durch ein Blutgerinnsel voraus. Das Vorhandensein von Krampfadern begünstigt die Venenentzündung, da diese Durchblutungsstörungen ebenso wie Operationen, Geburten, Bettruhe, Übergewicht oder Bewegungsmangel zur Verlangsamung des Blutflusses beziehungsweise zur Beschleunigung der Blutgerinnung beitragen.

Bei der Venenentzündung schwillt das betroffene Körperteil, meist das Bein, oft im Krampfaderbereich an, färbt sich rot und schmerzt. Die Vene ist, besonders bei Entzündungen der tiefen Venen, als dicker Strang fühlbar; es kann Fieber auftreten. Ein sofortiges Eingreifen ist vonnöten.

Der Erkrankte sollte das Bein hochlagern und darf es dann nicht mehr bewegen. Dies gilt nicht, wenn nur eine oberflächliche

Vene betroffen ist. Hier wäre eine Ruhigstellung des Beins nicht angebracht, denn diese könnte zum Übergreifen der Entzündung auf tiefer liegende Venen führen. In diesem Fall sollte das gut verbundene Bein durchaus bewegt werden. Bei der Behandlung haben sich alte Lehmpackungen bewährt.

Nach der Genesung von einer Venenentzündung ist das Augenmerk wie bei so vielen Herz-Kreislauf-Erkrankungen vor allem auf die Förderung der Durchblutung zu richten. Auch hier sind einmal mehr Bewegung, Sport, frische Luft, Trockenbürsten, Atemübungen und Massagen von größter Bedeutung. Alkohol und Nikotin müssen gemieden werden.

Leider besteht gerade bei Patienten, die Venenentzündungen oder Thrombosen hatten, eine erhöhte Neigung zur Wiedererkrankung. Deshalb ist auch eine bewusste Ernährung mit viel Rohkost zur besseren Genesung wichtig. Saftfasten und Tees aus Stein- oder Honigklee sind ebenfalls hilfreich.

HUFLATTICH: Frisch gepflückte Huflattichblätter werden gewaschen und mit einem Nudelholz auf einem Holzbrett zerquetscht. Den Blätterbrei vermischt man dann mit frischer Schlagsahne und streicht ihn anschließend auf die entzündeten Venen auf. Mit einem sauberen Tuch wird die Huflattichblätter-Auflage abgebunden.

KÄSEPAPPEL: Zwölf Stunden weicht man zwei gehäufte Handvoll Käsepappel in einem Fünf-Liter-Eimer mit kaltem Wasser ein. Danach wird der Kaltansatz erwärmt und abgeseiht. In diesem Aufguss badet man 20 Minuten lang Arme und Beine.

RINGELBLUMEN-SALBE: Bei einer Venenentzündung helfen auch Einstreichungen mit Salbe. In einer Pfanne erhitzt man 250 g reines Schweinefett und schüttet eine Handvoll Ringelblumen (Blätter, Blüten und Stängel) in das heiße Fett. Man lässt das Ganze einmal aufschäumen, rührt kräftig um und nimmt die

Pfanne vom Herd. Zugedeckt über Nacht auskühlen lassen. Am nächsten Tag wird die Pfanne noch einmal leicht erwärmt, der Inhalt durch ein sauberes Leinentuch passiert, die Blätter, Blüten und Stängel werden ausgepresst und die so gewonnene Salbe in verschließbare Gläser abgefüllt.

KLEINER-SCHWEDENBITTER-UMSCHLAG: Man streicht zunächst die entzündete Vene mit Ringelblumen-Salbe ein, damit der Alkohol des Kleinen Schwedenbitters ihr nicht das Fett entzieht. Anschließend beträufelt man einen geeignet großen Wattebausch mit Kleinem Schwedenbitter und legt ihn vier Stunden auf die entzündeten Stellen auf. Als Wärmeschutz kommen darüber eine trockene Lage Watte und eine Plastikfolie. Mit einem warmen Tuch wird der Umschlag fixiert.

Verkalkung

BRENNNESSEL: Man brüht frische Brennnesselblätter mit heißem Wasser ab und legt die Blätter auf Stirn und Kopfwirbel.

EHRENPREIS: Einen gehäuften Teelöffel Ehrenpreis pro Tasse mit heißem Wasser abbrühen, eine halbe Minute ziehen lassen, abseihen und schluckweise zwei Tassen pro Tag trinken.

ZINNKRAUT: Zusätzlich zum Ehrenpreis-Tee trinkt man täglich eine Tasse Zinnkraut-Tee. Einen gehäuften Teelöffel Zinnkraut pro Tasse mit heißem Wasser abbrühen, eine halbe Minute ziehen lassen, abseihen und schluckweise trinken.

KLEINER SCHWEDENBITTER: Man beträufelt einen geeignet großen Wattebausch mit Kleinem Schwedenbitter und legt den Umschlag auf Hinterkopf, Halswirbel und Stirn.

V.
Allgemeine Tipps zur Vorbeugung von Krankheiten

Viele Menschen erwarten von ihrem Körper, dass er zu funktionieren hat, dass man ihn unbegrenzt belasten kann und dass seine selbstheilenden Kräfte unerschöpflich sind. Wer sich dieser Selbsttäuschung hingibt, lebt gefährlich. Denn unser Körper braucht Pflege, Fürsorge, ausreichendes Training und Ruhepausen zur Erholung. Man kann nicht ungestraft Raubbau mit seiner Gesundheit treiben. Es ist natürlich nicht einfach, die Wirkung einer vernünftigen Vorsorge zu beweisen. Wenn jemand vom obligatorischen Frühjahrsschnupfen verschont geblieben ist, wird man sagen, da hat er Glück gehabt. Auf die Idee, dass sich der Glückliche durch entsprechende Abhärtung seines Körpers vor der Ansteckung geschützt hat, kommen nur wenige. Man kann sich auch vorstellen, dass viele Menschen sagen, wozu soll ich eine Mistelkur machen, mein Kreislauf ist doch in Ordnung?

Nun, mehr als Empfehlungen für eine sinnvolle Vorbeugung kann man nicht geben. Jeder muss für sich selbst entscheiden, was ihm seine Gesundheit wert ist. Unser Herrgott jedenfalls hat alle Vorsorge für Gesundheit und Wohlbefinden geschaffen. Was er von uns verlangt, ist das bisschen Arbeit, seine Gaben auch zu nutzen.

Körperabhärtung

Wichtig für die Gesundheit sind „Bäder" in Licht, Luft und Wasser. Auf diese Weise härtet man vor allem seinen Körper ab und macht ihn weniger anfällig für alle möglichen Erkrankungen. Eine besondere Bedeutung kommt dabei dem kalten Wasser zu, das die Herz- und Kreislauftätigkeit anregt und die Durchblutung der Haut verbessert. Folgende Regeln sollte man dabei beachten.

a) Der Körper muss warm sein, bevor man kaltes Wasser anwendet. Am besten ist es, wenn man aus dem warmen Bett schlüpft, bevor kaltes Wasser eingesetzt wird. Abends sollte man sich durch einen Spaziergang oder eine geeignete Gymnastik aufwärmen.

b) Das Badezimmer sollte wohltemperiert sein. Das Fenster bleibt geschlossen, damit keine Zugluft entsteht. Nach dem Einsatz von kaltem Wasser muss sich der Körper wieder schnell erwärmen. Ideal ist es, wenn man für einige Zeit ins angewärmte Bett steigt.

c) Auch bei den Abhärtungsmaßnahmen darf man nicht übertreiben, da sich sonst der Körper zu sehr an diese Reize gewöhnt und nicht mehr entsprechend reagiert.

Also nicht alle Möglichkeiten ständig nutzen, sondern je nach Gegebenheit abwechseln.

Armbad

Man taucht beide Arme in ein mit kaltem Wasser angefülltes Waschbecken. Das Wasser kann bis zur Schulter reichen. Beim Eintauchen zählt man langsam von 20 bis 30, nimmt beide Arme aus dem Wasser, schüttelt sie ohne abzutrocknen aus und bewegt die Arme so lange hin und her, bis sie trocken sind. Nun rasch in die Nachtwäsche und ins Bett. Das prickelnde Gefühl der Frische überträgt sich auf das Herz, für das das kalte Wasser

Beruhigung bedeutet. Auf diese Weise härtet man seinen Körper nicht nur ab, sondern schläft ruhig und tief ein.

Kalte Waschungen

Morgens damit begonnen, abends vor dem Schlafengehen nochmals durchgeführt, bedeuten kalte Waschungen eine Abhärtung des Körpers. Gegen Verkühlung, Wetterfühligkeit und Grippe-Erkrankungen ist man besser gefeit als jene, die es aus einer Verweichlichung heraus unterlassen. Es muss unbedingt ein Waschlappen benutzt werden, mit dem man mit der Waschung unten beim rechten Fuß beginnt. Dann die Beine immer rechts vor links – Bauch, beide Arme, den Rücken und vor allem die Herzgegend waschen. Die Waschung soll rasch vor sich gehen. Die Herzgegend kann man zwei- bis dreimal kreisförmig erfassen. Das Abreiben mit einem trockenen Frotteetuch bringt schließlich die herrliche Wärme, die den ganzen Körper durchflutet. Auf diese Art gibt es warme Hände und Füße und ein ausgewogenes Gleichgewicht. Die Waschung am Abend bringt vor allem guten Schlaf.

Tau-Laufen

Wer einen Garten mit Grasfläche sein Eigen nennt, sollte im Mai die Gelegenheit nutzen, morgens im taufrischen Gras barfuß einige Runden zu drehen. Der Monat Mai ist wohl die geeignetste Zeit dazu. Die Sonne wärmt bereits den Boden, aber zugleich sind die inneren Bewegungen des Erdreichs noch in reichlichem Maße vorhanden. Dieses Barfußlaufen regt nicht nur die Blutzirkulation an, sondern hebt die Gesundheit in reichem Maße: Den Körper in gerader Haltung durchgestreckt, tief durchatmen, dabei zehn Minuten durch das taufrische Gras laufen. In die Wohnung zurückgekehrt, werden die feuchten Füße warm abgespült und Socken angezogen. Wehe, wenn man sich dabei verkühlt! Das Laufen durch das taunasse Gras bewirkt eine gute Blutzirkulation, die Folge davon sind niemals kalte Füße. Auf der anderen Seite bringt man für den Tag ein gutes Stück Ausgeglichenheit mit. Man genießt bei morgendlichem Vogelgezwitscher die göttlichen ersten Sonnenstrahlen des Tages und fühlt sich durch die Weite des Himmels belebt.

Schnee-Treten

Am Morgen steht man auf, zieht sich warm an und läuft barfuß durch den frisch gefallenen Schnee. Das ist aber wirklich nur etwas für ganz Abgehärtete, die sich schon im Sommer an das Tau-Laufen gewöhnt haben. Wichtig ist vor allem, dass man wirklich läuft, um den Körper warm zu halten. Am Anfang sollte man nicht länger als eine Minute im Schnee bleiben. Aber auch bei entsprechender Abhärtung sollte man nie länger als drei Minuten ausharren. Beim Schnee-Treten atmet man bei geschlossenem Mund durch die Nase ein und durch den Mund aus. Die frische Winterluft wirkt belebend auf den ganzen Organismus. In die Wohnung zurückgekehrt, werden die feuchten Füße warm abgespült und Socken angezogen.

Haut-Bürsten

Mit einer Bürste aus Naturborsten bürstet man morgens die trockene Haut. Man beginnt auf der rechten Seite und bürstet stets zum Herzen. Von den Füßen hoch zur Schulter. Nicht mit zu viel Druck, die Haut soll sich nur röten. Anschließend die linke Seite. Für Brust und Rücken steckt man einen Stiel auf die Bürste. Man bürstet immer von der Mitte nach beiden Seiten. Der Bauch wird kreisförmig, von unten rechts im Uhrzeigersinn behandelt. Anschließend duschen, um die trockenen Hautschuppen gänzlich abzuspülen.

VI.

Bäder, Güsse, Wickel

Allgemeines über Wassergüsse

Der Mensch hat fast zwei Quadratmeter Haut, die mit rund 300.000 Kältepunkten und 25.000 Wärmepunkten (Rezeptoren) ausgestattet sind. Diese Punkte reagieren allesamt auf die „Güsse und Anwendungen", die Pfarrer Kneipp empfiehlt. Jedem stark beanspruchten Menschen, vor allem wenn er in der Großstadt lebt, sind Kneippkuren zu empfehlen. Sie dienen der Abhärtung, der Durchblutung, dem Stoffwechsel und verbessern das allgemeine Wohlbefinden.

Nicht jeder kann und will die Kneippkur im Sanatorium machen, wo ausgebildete Bademeister dem Kurgast täglich mehrere Güsse, Wickel und Bäder verabreichen. Obwohl ein solcher Aufenthalt alle paar Jahre guttut, ist er nicht unbedingt nötig.

Man kann die „Kneippkur" nämlich sehr gut zu Hause machen. Dazu braucht man nur das Waschbecken, die Badewanne mit Gießschlauch, zwei längliche, fast kniehohe Plastikeimer und ein Badethermometer. Auf diese Weise lassen sich die klassischen Kneipp'schen Methoden hervorragend praktizieren: wechselwarme und kalte Armbäder im Waschbecken, Fußbäder, Wassertreten sowie Knie- und Schenkelgüsse.

Oberkörperwaschung

Die Oberkörperwaschung ist die mildeste Anwendung und deshalb gut für den Therapiebeginn. Man benötigt dazu ein grobes, mehrfach gefaltetes Handtuch, das man in frisches, kühles Wasser taucht und nicht zu sehr ausdrückt. Man beginnt mit der Waschung am rechten Handrücken, geht dann über die Außenseite des rechten Armes zur Schulter und innen zurück. Dann fährt man von den Handinnenflächen aus über die Innenseite des Armes aufwärts, wäscht Achselhöhle, Hals, Brust und Leib. Am linken Arm verfährt man anschließend auf die gleiche Weise. Insgesamt dauert die Oberkörperwaschung nicht länger als zwei Minuten.

Kaltes Armbad

Das Waschbecken, in dem Sie das Armbad nehmen, sollte so weit mit Wasser gefüllt sein, dass es bis zur Mitte des Oberarms reicht. Der Raum muss warm sein, ebenso der Körper und die Füße. Man darf das Bad nicht machen, wenn man fröstelt. Tauchen Sie Fingerspitzen, Hand, Unterarm und Oberarm in das kalte Wasser. Erst den rechten Arm, dann den linken Arm dazu. Dann verharren Sie so lange im Wasser, bis sich eine Reaktion zeigt: ein stark zusammenziehendes Gefühl oder ein Wärmegefühl und eine zarte Rötung (etwa 20 bis 30 Sekunden). Danach die Hände abtrocknen, bei kurzen Hemdärmeln auch die Arme. Bei langen Hemdärmeln zieht man das Hemd über die nassen Arme und wärmt sie durch langsames Hin- und Herbewegen auf.

Warmes Armbad

Man verfährt dabei genauso wie beim kalten Armbad. Das warme Armbad wird mit einem Kräuterzusatz bei einer Temperatur von ca. 38° C genommen und dauert zehn bis zwölf Minuten. Anschließend macht man auch einen kurzen kalten Abguss.

Wechselarmbad

Man stellt eine Wanne mit Wasser von ca. 38° C bereit und eine zweite mit kaltem oder leicht temperiertem Wasser. Dann legt man die Arme bis zur Hälfte des Oberarms zuerst fünf Minuten ins warme Wasser, anschließend taucht man sie kurz, für zehn Sekunden, in das kalte Wasser ein, um sie danach wiederum für drei Minuten ins warme Wasser zu legen. Zum Schluss noch mal für zehn Sekunden ins kalte Wasser. Trocknen Sie nur die Hände ab und erwärmen Sie sich durch Bewegung.

Fußbad

Die Wanne für das Fußbad muss so hoch sein, dass das Wasser mindestens bis über die Mitte der Waden reichen kann. Die Voraussetzungen sind dieselben wie bei den Armbädern: warmer Raum, warme Füße und warmer Körper. Man taucht die Füße langsam in das kalte Wasser. So lange, etwa 10 bis 20 Sekunden im Wasser bleiben, bis sich ein Wärmegefühl einstellt. Die Füße nicht abtrocknen, sondern die Strümpfe gleich über die feuchte Haut ziehen. Zur Nacherwärmung eine Viertelstunde marschieren.

Das warme Fußbad und ebenso das Wechselfußbad beruhen auf demselben Prinzip wie die Armbäder.

Kniieguss

Sie können sich dazu in eine flache Wanne oder auch in die Badewanne stellen und brauchen dafür einen Schlauch, der möglichst eine lichte Weite von 18 bis 22 mm hat. Notfalls tut es auch der übliche Brauseschlauch, bei dem der Brausekopf abgeschraubt wurde. Bei nach oben gerichteter Schlauchöffnung soll das Wasser in einem etwa fingerlangen Strahl aus dem Schlauch sprudeln. Die Temperatur bei kalten Güssen beträgt 12 bis 18° C, die Dauer der Anwendung 40 bis 60 Sekunden. Die Temperatur des kalten Wassers bei einem Wechselguss soll ebenfalls 12 bis 18° C sein, das warme Wasser soll etwa 38° haben. Man beginnt dabei immer warm, wechselt zweimal und hört kalt auf. Die Dauer des warmen Gusses sollte ein bis zwei Minuten, die des kalten etwa 20 Sekunden betragen. Danach nicht abtrocknen, sondern Strümpfe anziehen und durch kräftige Bewegung nacherwärmen.

Auch bei den Güssen gilt: Warmer Raum und warmer Körper und immer mit dem rechten Bein beginnen. Zur Durchführung des Kniegusses wird nur der Unterkörper entblößt. Zunächst gießt man von rückwärts, wobei der Schlauch wie ein Bleistift zwischen die Finger genommen wird. Man beginnt mit dem Guss beim Vorfuß und geht in langsamem Zug bis zur Kniekehle. Dort verweilt man etwas und achtet darauf, dass das Wasser wie ein Mantel möglichst ohne Lücken die ganze Wade berieselt. Bei richtiger Durchführung greift der Wassermantel auch etwas auf die Vorderseite über. Dann weitergießen bis zur Ferse. Bis zum Eintritt einer Reaktion (zarte Rötung oder Wärmegefühl) bei der Begießung einer Fußvorder- und Fußrückseite vergehen durchschnittlich acht bis zehn Sekunden. Dasselbe wird dann am anderen Bein durchgeführt. Danach begießt man kurz die Fußsohlen und anschließend das Bein von vorne. Dabei geht man vom Vorfuß des rechten Beines über das Schienbein zur Kniescheibe, die ein- bis zweimal kreisend umfahren wird. Dann geht man an der anderen Schienbeinseite hinunter bis zum Rist. Das Gleiche dann am anderen Bein. Von beiden Beinen dann das Wasser abstreichen und – ohne Abtrocknen – die Strümpfe anziehen. Zur Nacherwärmung anschließend mindestens eine Viertelstunde lang gehen. Der warme Knieguss wird ebenso ausgeführt wie der kalte, die Temperatur beträgt dann 38 bis 40° C. Beim Wechsel-Knieguss wird zuerst warm, bis zum Auftreten einer intensiven Rötung, dann kalt gegossen und zweimal gewechselt.

Schenkelguss

Man beginnt – am rechten Bein – an der Rückseite vom Vorderfuß bis zur Ferse, dann an der Außenseite des Beines hoch bis zum Becken, dort fünf Sekunden bleiben. An der Innenseite geht es wieder zurück zur Ferse und von dort sofort am linken Bein in der gleichen Weise weiter bis zum Becken und zurück. Dann gießt man an der Vorderseite des Beines hoch bis zur Leistenbeuge, dort fünf Sekunden bleiben, dann fünf Sekunden nach rechts und wieder fünf Sekunden nach links und am anderen Bein zurück zur Ferse. Als Abschluss gießt man kurz über die Fußsohle.

Armguss

Man beginnt an der Außenseite der rechten Hand. Von dort wird der Strahl am Arm hoch über das Schultergelenk geführt, von wo aus man das Wasser fünf Sekunden lang gleichmäßig am Arm ablaufen lässt. Dann weiter an der Innenseite des rechten Armes zum Ellenbogen, wieder hoch zum Schultergelenk, fünf Sekunden gießen und an der Innenseite des Armes hinunter. Am linken Arm den Guss in der gleichen Weise durchführen. An den Armguss kann man noch einen

Gesichtsguss

anschließen: Dabei wird mit einigen Längs- und Querstrichen das Gesicht von der Stirn bis zum Kinn begossen.

Brustguss

Er wird wie der Armguss ausgeführt. Nur wird beim Brustguss von der Innenseite des rechten Armes ausgehend die Brust mit drei bis fünf achterförmigen Schleifen begossen.

Wasser-Treten

Dafür sollte das Wasser im Becken so hoch sein, dass es drei Viertel der Wade bedeckt. Wenn kein Tretbecken vorhanden ist, lässt es sich auch ganz leicht in der Badewanne durchführen. Bei jedem Schritt muss das Bein ganz aus dem Wasser herausgehoben werden. Die Temperatur des Wassers sollte zwölf bis 18° C betragen, die Dauer – je nach Verträglichkeit – 15 bis 30 Sekunden. Das Wasser am Ende nur mit der Hand abstreifen, nicht abtrocknen. Anschließend trockene wollene Strümpfe anziehen und einige Minuten zur Nacherwärmung herumgehen.

Wickel

Man unterscheidet zwischen kalten und warmen Wickeln. Bei Herz-Kreislauf-Erkrankungen werden jedoch in der Mehrzahl der Fälle nur kalte Wickel verabreicht. Gemeinsam ist allen Wickeln, dass sie aus drei verschiedenen Tüchern bestehen: aus einem nassen, meist leinenen Innentuch (notfalls genügt ein Hand- oder Betttuch), das direkt auf dem Körper liegt; aus einem porösen Zwischentuch zur Abdeckung und einem wärmenden Tuch, das den Wickel als äußerste Schicht umhüllt. Hierfür nimmt man am besten ein Wolltuch. Auf keinen Fall sollte wasserundurchlässiges Material benutzt werden. Das äußerste Tuch sollte auch nie direkt die Haut berühren. Ebensowenig dürfen Teile des innersten, nassen Tuches freiliegen. Daher ist darauf zu achten, dass das Zwischentuch die beiden anderen Tücher überlappt. Notfalls muss man diese Tücher durch Umschlagen verkleinern.

Alle Wickel macht der Betroffene am besten, wenn er im Bett liegt. Grundvoraussetzung dabei ist nämlich, dass der Patient nicht friert. Vor allem die Füße müssen angenehm warm sein. Friert der Patient, so gibt man ihm am besten vor dem Anlegen eines Wickels einen heißen Tee zu trinken oder man führt ansteigende Bäder durch. Erst dann können die nassen Tücher, die immer gut ausgewrungen sein sollen, aufgelegt werden. Alle Wickel müssen sehr dicht auf der Haut liegen, dürfen aber dennoch die Blutzirkulation nicht behindern oder ein unangenehmes Engegefühl auslösen. Während der Wickel aufgelegt ist, kann der Patient zum Beispiel Lindenblütentee zu sich nehmen. Der Darm sollte allerdings bereits vor Anlegen des Wickels entleert sein.

Es ist ratsam, den Kranken während des Wickels nicht alleine zu lassen. Meist dauern Wickel etwa eineinhalb Stunden, kalte Wickel sollten aber nicht länger als eine Stunde gemacht werden. Bei Letzteren muss, falls sich das feuchte Tuch zu sehr erwärmt, zwischendurch der Wickel erneuert werden. Auch beim warmen Wickel sollte man das Tuch auswechseln, wenn es zu stark abgekühlt ist. Nach einem Wickel frottiert man den Körper ab und bleibt im Bett liegen.

Brustwickel

Innen sollte beim Brustwickel ein grobes Leinentuch (etwa 80 x 180 cm), darüber ein Zwischentuch aus porösem Leinen liegen. Außen befindet sich die obligatorische Wolldecke. Ein Brustwickel bedeckt den Oberkörper von den Achseln bis zur Taille. Die Arme liegen dabei frei.

Brustwickel sind meist kalte Wickel; die genaue Temperatur richtet sich nach der Verträglichkeit. Die Atmung muss dem Patienten unbeschwert möglich sein.

Das Woll- und das Zwischentuch wärmt man am besten im Bett etwas an, während das Innentuch in kaltem Wasser durchfeuchtet und anschließend ausgewrungen wird. Dann setzt sich der Patient im Bett auf und die drei Tücher werden übereinandergelegt, das nasse Tuch obenauf. Nun legt sich der Patient darauf und man kann die Tücher fest um seinen Oberkörper schlagen, sodass zwischen Tuch und Haut keine Luft verbleibt. Der Wickel kann mit Klammern oder Sicherheitsnadeln festgesteckt und mit warmen Decken abgedeckt werden. Wie lange der Brustwickel liegen bleibt, hängt davon ab, ob der Wickel Wärme entziehen, Wärme stauen oder schweißtreibend wirken soll. In letzterem Fall kann er bis zu zwei Stunden dauern.

Wadenwickel

Das Innentuch aus grobem Leinen sollte etwa 80 x 80 cm groß sein. Jedes große Handtuch ist dafür geeignet. Zur Hälfte muss es in kaltes Wasser getaucht werden. Die feuchte Hälfte wird längs etwas eingeschlagen und straff um die Wade gewickelt, sodass das Bein vom Knöchel bis zum Knie umschlossen ist. Die trockene Tuchhälfte legt man darüber. Darauf kommt ein Wolltuch. Eine ebenfalls beliebte Möglichkeit, einen einfachen Wadenwickel anzulegen, ist, lange Baumwollstrümpfe in kaltes

Wasser mit Essigzusatz zu tauchen. Nach dem Auswringen zieht man sie im Bett an und trägt darüber noch dicke wollene Wadenstrümpfe. Wärmeflaschen an den Fußsohlen und zwischen den Unterschenkeln sorgen dafür, dass der Körper warm genug bleibt.

Leibwickel

Hierzu braucht man ein Tuch von cirka 80 x 180 cm. Das kann auch ein großes Hand- oder ein kleines Betttuch sein, das man längs faltet und zur Hälfte nass macht. Im Übrigen wird so verfahren wie beim Brustwickel, mit dem einzigen Unterschied, dass der Patient sich so auf die Tücher legt, dass sie seinen Körper von der Mitte des Oberschenkels bis etwas über den Bauchnabel bedecken können.

Herzkompresse

Ein mehrfach gefaltetes Leinentuch, zum Beispiel eine Serviette oder ein kleines Handtuch, können als Kompresse dienen. Es sollte zur Hälfte nass gemacht werden, je nach Behandlungsart heiß oder kalt (bei Herz- und Kreislaufbeschwerden meistens kalt). Nun wird es ausgewrungen, bei heißen Kompressen sehr gründlich. Dann muss es so gefaltet werden, dass bei einer Größe von etwa 15 x 15 cm die nassen Lagen aneinander zu liegen kommen. Das Tuch wird so aufgelegt, dass es die gesamte linke Brustseite bedeckt; es kann mit Wolltüchern abgedeckt werden. Beim Erneuern der Kompressen ist die Brust immer zu bedecken. Vor dem Anlegen von Herzkompressen muss man sich auf jeden Fall über die Krankheit im Klaren sein. Bei Herzkrampf dürfen beispielsweise keinesfalls kalte Kompressen aufgelegt werden.

Biographisches zu Maria Treben

Ihr Leben

Maria Treben, geborene Günzel, wurde am 27. September 1907 in Saaz im ehemaligen Sudetengau geboren. Sie war die mittlere von drei Schwestern. Ihr Vater besaß eine Buchdruckerei, die Mutter war Hausfrau. Im Alter von 10 Jahren verlor sie ihren Vater bei einem tragischen Unfall. Zwei Jahre später übersiedelte die Mutter mit den drei Töchtern nach Prag. Maria Treben besuchte das Lyzeum und fand nach Abschluss in der Redaktion des „Prager Tagblattes" eine Anstellung. Ihr Beruf füllte sie vollends aus, denn nebenbei arbeitete sie auch für Max Brod. Nach 14 Berufsjahren heiratete sie Ernst Gottfried Treben, der Ingenieur der Oberösterreichischen Kraftwerke AG war, und blieb bis an ihr Lebensende Hausfrau. Da ihr Mann ein Böhmerwäldler war, zog das junge Paar nach Kaplitz in sein Elternhaus. Einige Jahre später erblickte der einzige Sohn Kurt Dieter das Licht der Welt.

Ende 1945 wurde die Familie Treben ausgesiedelt. Ernst Treben wurde inhaftiert. Seine Frau verbrachte mit dem kleinen Sohn die nächsten zwei Jahre in mehreren deutschen Lagern. Als die Trebens wiedervereint wurden, fanden sie in Österreich ein neues Zuhause. Ein paar Jahre lebten sie im Mühlviertel (Oberösterreich), bis sie sich 1951 in Grieskirchen niederließen, da

Ernst Treben als Rayonsleiter der Oberösterreichischen Kraftwerke AG dorthin berufen wurde. In Grieskirchen wurde die Familie sesshaft und baute ein Haus, in dem Ernst und Maria gemeinsam ihren Lebensabend verbrachten.

Kräuter – Maria Trebens Bestimmung

Maria Treben war von Kindheit auf sehr mit der Natur verbunden. Ihre Mutter, eine begeisterte Kneipp-Anhängerin, war darauf bedacht, ihren Kindern eine Empfindsamkeit der Natur und den Pflanzen gegenüber zu vermitteln. Schon als junges Mädchen sammelte Maria Treben erste Erfahrungen mit Hausmitteln, doch erst die Begegnung mit dem Biologen Richard Willfort gab ihrem Leben eine unverhoffte Wende. Dieser öffnete ihr die Augen für die Wirksamkeit der ihr bekannten Pflanzen. In langen Spaziergängen weckte er ihr Interesse für die Heilkräuter und gab sein umfangreiches Wissen an sie weiter. Sie begann mit alten Menschen aus der Landbevölkerung Erfahrungen auszutauschen, las alte Handschriften und Kräuterbücher und wuchs so allmählich in die Heilkräutermaterie hinein. Sie probierte die alten Rezepte, begann für den Hausgebrauch Kräuter zu sammeln, setzte ihre ersten Essenzen an und lernte die Wirksamkeit der Heilkräuter kennen. Von einer Bekannten bekam sie eine Abschrift einer alten Handschrift über Schwedenkräuter in die Hände. Diese war von einem schwedischen Arzt abgefasst und beinhaltete ein Rezept zur Herstellung eines Kräuterextraktes. Sie las diese Abschrift mit großer Begeisterung und setzte die dafür notwendigen Kräuter wie beschrieben an.

Bald darauf traf sie eine Bäuerin, die über furchtbare Kopfschmerzen klagte. Maria Treben gab ihr von ihren Schwedenkräutern und riet ihr, sich damit einen Umschlag auf die Stirn zu machen. Am nächsten Tag als sie sich nach dem Befinden der Bäuerin erkundigte, waren die Kopfschmerzen wie weggeblasen. Nun begann sie die Tragweite der heilenden Wirkung der Schwedenkräuter zu ahnen, fortan waren sie ihr ständiger Begleiter in ihrem Leben und durften auch auf ihren vielen Vortragsreisen nicht fehlen.

Maria Treben hat ihr gesamtes Wissen in dem Buch „Gesundheit aus der Apotheke Gottes" zusammengefasst. Dieses Werk wurde laufend ergänzt und auf den neuesten Stand gebracht. Sehr beliebt ist auch das Buch „Heilerfolge", in dem sie über die aktuellen Erfolge bei den Anwendungen mit den von ihr empfohlenen Heilkräuter berichtet.

Die Vorträge

Ihren ersten Vortrag hielt Maria Treben in Bad Mühllacken während einer Kneipp-Kur. Es war ein voller Erfolg. Dort lernte sie einen Geistlichen kennen, der sie überredete, in einer kirchlichen Zeitung ihr Wissen über Kräuter und deren Anwendung zu schreiben. Durch diese Veröffentlichung häuften sich Anrufe und auch Briefe. Sie erhielt Einladungen zu Vorträgen in ganz Österreich.

1977 erfolgte die erste Einladung ins Ausland. Oft füllten bis zu dreitausend Menschen den Saal, in dem Maria Treben ihre Vorträge – immer unentgeltlich – hielt. 1984 folgte sie sogar einer Einladung zu einer Vortragsreise nach Amerika. Auch dort waren ihre Vorträge ein voller Erfolg.

Das Ende

Nach einem Leben voll Liebe und gegenseitigem Verständnis traf es Maria Treben sehr hart, als 1988 ihr Mann völlig unerwartet starb. Von da an hatte sie keinen so rechten Lebensmut mehr. Sie folgte ihm drei Jahre später am 26. Juli 1991 – fast auf den gleichen Tag.

Neue Reihe
„Gesund mit Maria Treben"
im Ennsthaler Verlag

Männerkrankheiten
ISBN 978-3-85068-803-1

Frauenkrankheiten
ISBN 978-3-85068-804-8

Kinderkrankheiten
ISBN 978-3-85068-805-5

Stress im Alltag
ISBN 978-3-85068-806-2

Krankheiten der Atemwege
ISBN 978-3-85068-807-9

Kopfschmerzen und Migräne
ISBN 978-3-85068-808-6

Wunden und Verletzungen
ISBN 978-3-85068-809-3

Magen- und Darmkrankheiten
ISBN 978-3-85068-810-9

Probleme mit der Haut
ISBN 978-3-85068-811-6

Herz- & Kreislaufkrankheiten
ISBN 978-3-85068-812-3

Allergien
ISBN 978-3-85068-813-0

Gesunde Ernährung mit Kräutern
ISBN 978-3-85068-814-7

Ennsthaler **Bücher für ein bewusstes Leben**

Weitere Bücher
von Maria Treben
im Ennsthaler Verlag

Maria Treben
Gesundheit aus der Apotheke Gottes
Ratschläge und Erfahrungen mit Heilkräutern
120 Seiten, 33 Abbildungen, 4 Seiten Farbtafeln, Format: A4
ISBN broschiert: 978-3-85068-090-5
ISBN gebunden: 978-3-85068-179-7

Maria Treben
Heilerfolge
Briefe und Berichte von Heilerfolgen mit dem Heilkräuterbuch
„Gesundheit aus der Apotheke Gottes"
104 Seiten, 4 Farbtafeln, Format: A4
ISBN broschiert: 978-3-85068-082-0
ISBN gebunden: 978-3-85068-181-0

Maria Treben
Heilkräuter aus dem Garten Gottes
Guter Rat aus meiner Kräuterbibel für Gesundheit und Wohlbefinden
240 Seiten, 35 farbige Abbildungen, broschiert, 21 x 28,5 cm
ISBN 978-3-85068-750-8

Maria Treben
Meine Heilpflanzen
Mit einem Vorwort von Dr. Wolf-Dieter Storl
288 Seiten, geb., durchgehend farbig bebildert, inkl 2 CDs mit
Originalstimme Maria Trebens
ISBN 978-3-85068-780-5
Jubiläumsausgabe zum 100. Geburtstag Maria Trebens (1907–1991)!

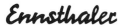 **Bücher für ein bewusstes Leben**

Weitere Bücher
von Maria Treben
im Ennsthaler Verlag

Kurt Treben/Werner Treben
Maria Treben
Kurzbiographie
184 Seiten, 17 S/W-Bilder, broschiert, 12 x 19,5 cm
ISBN 978-3-85068-403-3

Maria Treben
Tonbandkassetten
Mit Vorträgen von Maria Treben

Hamburg
2 Kassetten
ISBN 978-3-85068-134-6

Bremen
2 Kassetten
ISBN 978-3-85068-133-9

Hannover
3 Kassetten
ISBN 978-3-85068-135-3

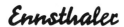 **Bücher für ein bewusstes Leben**